JN078639

診療放射線技師国家試験出題基準に基づく国家試験対策シリーズ 6

診療放射線技師学生のための なんで なんで? どうして? ―医療安全管理学―

熊谷 孝三 編著
広島国際大学名誉教授

医療科学社

著者略歴

熊谷 孝三 （くまがい　こうぞう）

広島国際大学名誉教授（工学博士）
九州大学大学院工学府エネルギー量子工学博士後期課程修了

厚生労働省診療放射線技師国家試験委員、日本高等教育評価機構大学機関別認証評価員
広島国際大学客員教授・大学院総合人間研究科長・保健医療学部長・診療放射線学科長、九州大学医学部非常勤講師、京都医療科学大学医療科学部非常勤講師、三次看護専門学校非常勤講師、（一社）日本ラジオロジー協会理事、（公社）日本放射線技術学会理事、（公社）日本放射線技術学会放射線治療分科会会長、（公社）日本放射線技術学会第 62 回総会学術大会大会長、日本放射線治療専門放射線技師認定機構理事長、全国国立病院療養所放射線技師会理事、（公社）福岡県放射線技師会副会長、放射線治療研究会代表世話人、日本放射線治療品質管理機構理事などを歴任
第 57 回保健文化賞、厚生労働大臣表彰、福岡県知事表彰、福岡市長表彰、（公社）日本放射線技師会会長表彰、（公社）日本放射線技師会中村学術賞、（公社）日本放射線技術学会梅谷賞、（公社）日本放射線技術学会学術賞など受賞多数

はじめに

本書『診療放射線技師学生のための なんで なんで？ どうして？ 医療安全管理学』は、診療放射線技師国家試験出題基準に基づいた医療安全管理学の国家試験対策本です。

診療放射線技師になるためには大学や専門学校を卒業し、国家試験に合格しなければなりません。病院で患者の命に関係する診療を行うためには、最優先して国家試験の合格を目指す必要があります。大学等では医療安全管理学は専門分野の科目です。かつて、大学生から「専門分野の科目の知識をどうしたら覚えられますか」と尋ねられたことがあります。この時は、どうすれば学生にわかっていただけるであろうかと考えさせられました。このことを考え、工夫した参考書が本書です。「診療放射線技師国家試験基準」に基づいて執筆し、平易な文章・図・表を多用しています。会話形式でわかりやすく書いたつもりです。本書で実力がつき、国家試験の合格点を確保できるようになることは間違いありません。

そこで、皆さんに守って頂きたいルールがあります。本書を少なくとも 3 回読み、解答がなんでこうなるのかということを覚えてください。知識の習得に際して「私は暗記が苦手だ」と思わずに、「なんで」ということを考えて暗記してください。

人間は人生の中で「もっと勉強をしておけばよかった」と思う時期があります。それは「今」です。この気持ちを大切にし、人生の道を間違えないようにしてください。

また、社会人として患者の診療を行っている診療放射線技師の方々も、本書によって不足した知識を補って頂きたいと思います。患者の診療で「知らなかった」ということがないように専門知識を学習して頂きたいのです。本書を学ぶほどに医療安全管理の知識の深い診療放射線技師の姿が見えてくることでしょう。

最後に、本書の出版にあたり、ご尽力いただいた医療科学社編集部の齋藤聖之氏にお礼を申し上げます。

2023 年　2 月

著者　熊谷孝三

本書の学び方 1

○ 学生 の質問に、くま先生 がどんどん答えるよ。

○ 本文を節ごとに読んだ後は、問題を解こう！

国家試験問題
出題基準に対応

章
INDEX

対話形式で
わかりやすい

実践的な問題

ポイントを
おさえた解説

1. 医療におけるリスクマネジメント

A. リスクの要因

a. 人的要因

リスクマネジメントとはな～に？

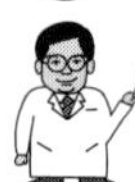

病院のリスクマネジメントとは、医療事故防止活動のことだよ。
医療事故の原因を考えて予防法を学び、患者の安心・安全医療を確保することだよ。
リスクマネジメントは、実践活動を成功させるために科学的、組織横断的、継続的に取り組む必要があるよ。
継続的な取り組みは日々の事故予防活動を十分に行うことであり、これらの取り組みによる総合的な事故防止対策が重要になるよ。
リスクマネジメントはこれから発生するかもしれないリスクに対してあらかじめ対応して危害、損失などを回避、またはそれらの低減を行う方法だよ。

クライシスマネジメントとはな～に？

リスクマネジメントはクライシスマネジメントと混同されがちだね。
クライシスマネジメントは危機管理のことであり、すでに事故が発生した事態を指しているよ。

【問題 1】 リスクの危険度に関係するのはどれか。2 つ選べ。

1. 発生確率
2. リスクの把握
3. リスクの分析
4. リスクの処理
5. 被害の重傷度

【解説 1】 リスクの危険度に関係するのはどれか。2 つ選べ。

1. 発生確率 → ○
2. リスクの把握 → ×
3. リスクの分析 → ×
4. リスクの処理 → ×
5. 被害の重傷度 → ○

リスクによる傷害を危険度と呼び、被害の重傷度と発生確率の積で表される。
　リスク（危険度）＝被害の重傷度× 発生確率

赤いシートを
活用しよう！！

1. 医療におけるリスクマネジメント

1. 医療における リスクマネジメント
2. 医
3. 救急医療（合併症治療を含む）
4. 診療放射線技師の業務とリスク
5. トラブルの対応と報告
6. 練習問題

A. リスクの要因

a. 人的要因

重要な用語を
覚えよう

リスクマネジメントとはな〜に？

付録
透明赤シート

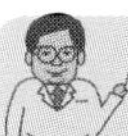

病院のリスクマネジメントとは、　　　　　　　　　のことだよ。
医療事故の原因を考えて予防法を学び、患者の安心・安全医療を確保することだよ。
リスクマネジメントは、実践活動を成功させるために科学的、組織横断的、継続的に取り組む必要があるよ。
継続的な取り組みは日々の事故予防活動を十分に行うことであり、これらの取り組みによる総合的な事故防止対策が重要になるよ。
リスクマネジメントはこれから発生するかもしれないリスクに対してあらかじめ対応して危害、損失などを回避、またはそれらの低減を行う方法だよ。

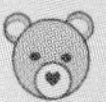

クライシスマネジメントとはな〜に？

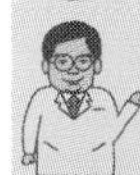

リスクマネジメントはクライシスマネジメントと混同されがちだね。
クライシスマネジメントは　　　　のことであり、すでに事故が発生した事態を指しているよ。

問題を解いて
解説で確認しよう

【問題 1】 リスクの危険度に関係するのはどれか。2 つ選べ。

1. 発生確率
2. リスクの把握
3. リスクの分析
4. リスクの処理
5. 被害の重傷度

【解説 1】 リスクの危険度に関係するのはどれか。2 つ選べ。

1. 発生確率　→
2. リスクの把握　→
3. リスクの分析　→
4. リスクの処理　→
5. 被害の重傷度　→

リスクによる傷害を危険度と呼び、被害の重傷度と発生確率の積で表される。
　リスク（危険度）＝被害の重傷度× 発生確率

本書の学び方 2

○ 練習問題は全部で 100 問！
○ 国家試験レベルの練習問題に挑戦し、実力を確認しよう。
○ 問題を 3 回解いて解答を覚えよう！

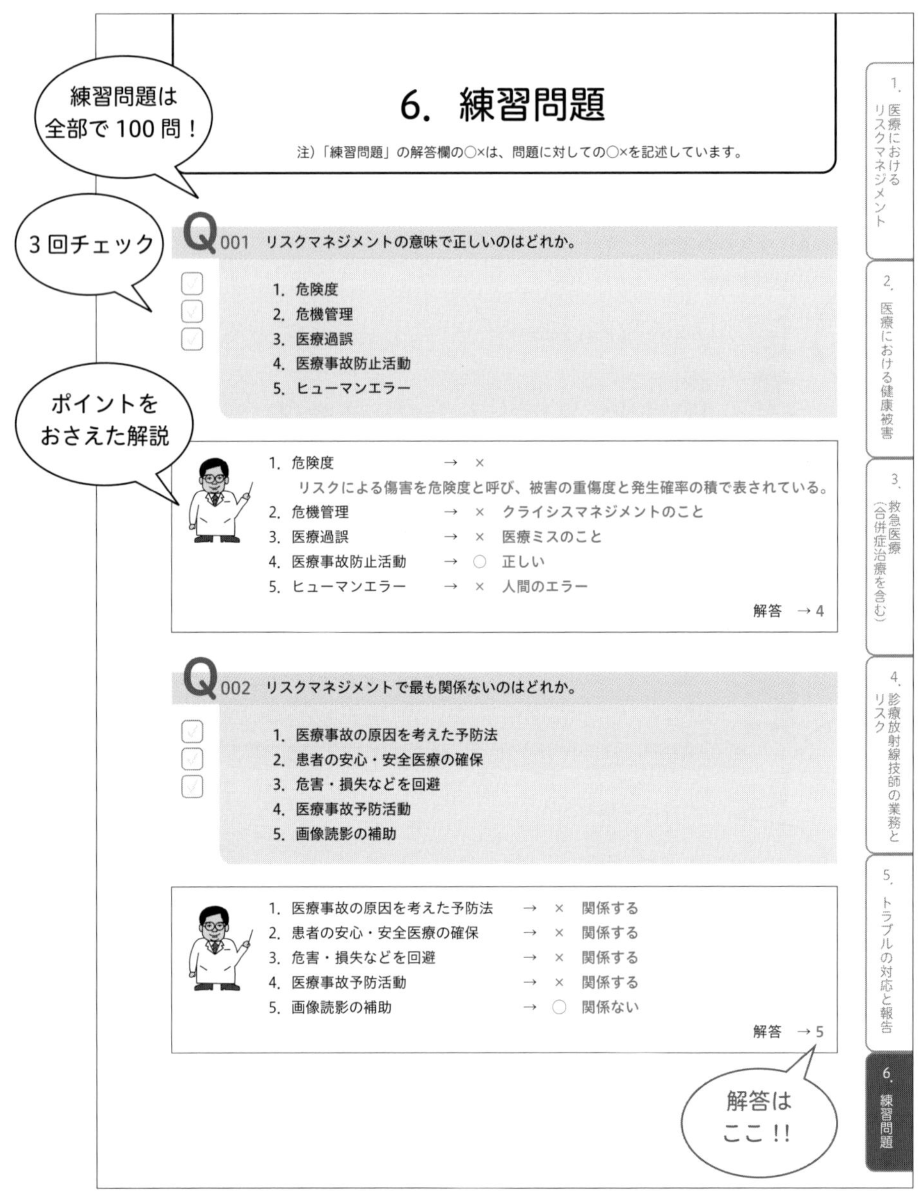

CONTENTS

1. 医療におけるリスクマネジメント

A. リスクの要因

a. 人的要因

リスクマネジメントってなぁ〜に？

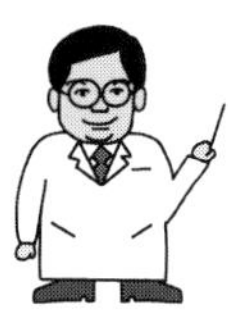

病院のリスクマネジメントとは、医療事故防止活動のことだよ。
医療事故の原因を考えて予防法を学び、患者の安心・安全医療を確保することだよ。
リスクマネジメントは、実践活動を成功させるために科学的、組織横断的、継続的に取り組む必要があるよ。
継続的な取り組みは日々の事故予防活動を十分に行うことであり、これらの取り組みによる総合的な事故防止対策が重要になるよ。
リスクマネジメントはこれから発生するかもしれないリスクに対してあらかじめ対応して危害、損失などを回避、またはそれらの低減を行う方法だよ。

クライシスマネジメントってなぁ〜に？

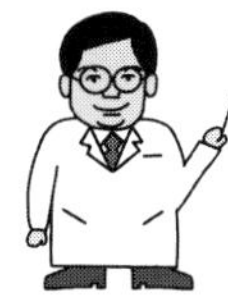

リスクマネジメントはクライシスマネジメントと混同されがちだね。
クライシスマネジメントは危機管理のことであり、すでに事故が発生した事態を指しているよ。

リスクの定義を教えてよ！

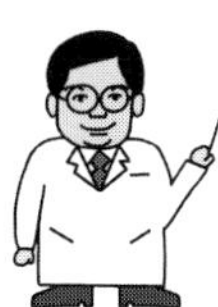

リスクは､「危険」と訳されるが､ISO31000によれば「諸目的に対する不確かさの影響」と定義されているよ 。
リスクは、損失、損害、不利益をもたらす可能性、危険な要素、保険契約上の損失を含んでいるのだよ。
リスクによる傷害を危険度と呼び、被害の重傷度と発生確率の積で表されているよ。

リスク（危険度）＝ 被害の重傷度 × 発生確率

ヒヤリ・ハットってなぁ〜に？

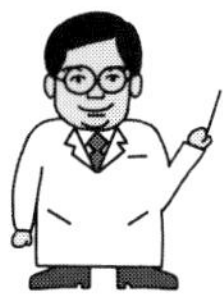

ヒヤリ・ハットとは、日常診療で医療事故にならなかった事例だよ。
ヒヤリ・ハットはニアミス、インシデントとも呼ばれるよ。
ヒヤリ・ハットは、「ヒヤリ」としたり、「ハット」したりする事例のことだよ。
医療行為が患者に行われなかったが、もし行われたとすれば患者に被害が予想される場合をいうよ。

エラーの発生
・他の人が見つけたエラー
・自分で事前に気づいたエラー
・事故にならなかったエラー
・人に関係するヒューマンエラー
・医薬品の誤用などのエラー

ジェイムズ・リーゾンはヒューマンエラーの種類をミステイク（Mistake）、スリップ（Slip）、ラプス（Lapse）、バイオレーション（Violation）に分類したよ。

ジェイムズ・リーゾンのヒューマンエラーの種類		
・ミステイク（Mistake）	→	計画の間違い
・スリップ（Slip）	→	注意不足によるうっかり間違い
・ラプス（Lapse）	→	記憶が欠如したうっかり忘れ
・バイオレーション（Violation）	→	ルールを遵守しないルール違反

ハインリッヒの法則を教えてよ！

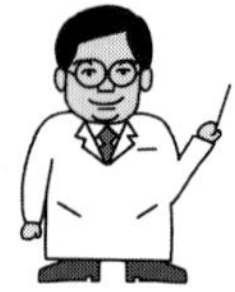

ヒヤリ・ハットはハインリッヒの法則で語ることができるよ。
ハインリッヒの法則は「ハインリッヒの災害トライアングル定理」または「傷害四角錐」といわれるよ。
ハインリッヒの法則は労働災害の分析に基づき、1 つの重大事故の背後には 29 の軽微な事故があり、その背景には 300 の同種の傷害のない事故が存在するというものだよ。
この法則から不安全行動と不安全状態をなくせば、医療事故も災害もなくせるという教訓が導き出されているのだよ。

ハインリッヒの法則

医療事故ってなぁ～に？

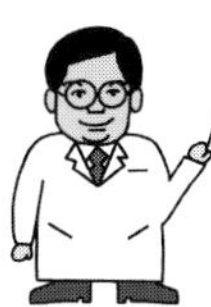

医療事故とは、医療の過程で発生する人身事故であり、予測しない悪い事態が起こった場合だよ。

医療事故
・予期しない損傷や合併症が発生した場合
・重大な傷害や死亡に至った場合、あるいは入院期間の延長に至った場合
・事象が疾患によるものではなく、医療行為が原因で生じた事故の場合
・医療事故には医療過誤と不可抗力がある。
・医療現場のトラブルも医療事故に含まれる。

医療過誤ってなぁ～に？

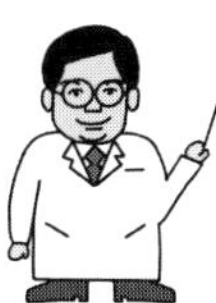

医療ミスという用語が報道されることがあるが、医療ミスは医療過誤と同義語だよ。
医療事故と医療過誤は、同じではないよ。
医療過誤とは、医療従事者が患者に対して本来払うべき注意義務を怠ったことにより、患者の生命、身体に傷害を与えることだよ。
医療過誤を臨床的に判断することは難しいよ。
医療事故は、医療過誤だけでなく、医療従事者が被害者である場合や、患者が病院の廊下で転倒した場合も医療事故に含まれるよ。

医療過誤
・診療の補助業務を行っている医療従事者の過失は、医療過誤が補助者の責任範囲で問われる。
・民法上の不法行為の賠償は、独立開業できる助産師を除いて、一般的に認定されても医師以外の医療従事者の個人が対象になることはあまりない。
・不可抗力は人力ではどうすることもできない。

医療事故は、医療を通じて患者に発生した傷害のすべてをいい、合併症、偶発症も含まれるよ。
医療過誤は、患者が治療、誤診、誤投薬などの医療上の過失によって「傷害を負った事実（損害発生の有無）」「医療従事者が、過失を犯した事実（過失の有無）」「傷害と過失の因果関係が認められる（因果関係の有無）」の三要件が揃った状態を指し、刑法、民法、行政上の責任が問われるよ。
医療事故が発生した場合には、上記の 3 要件の有無が問われることになるよ。
医療従事者は医療を合法的に行うためには次のことが必要になるよ。

医療行為
・医療行為は免許を有する資格が法律に基づいて行う。
・患者がその医療行為を承諾している。
・医療行為が現在の医療水準である。

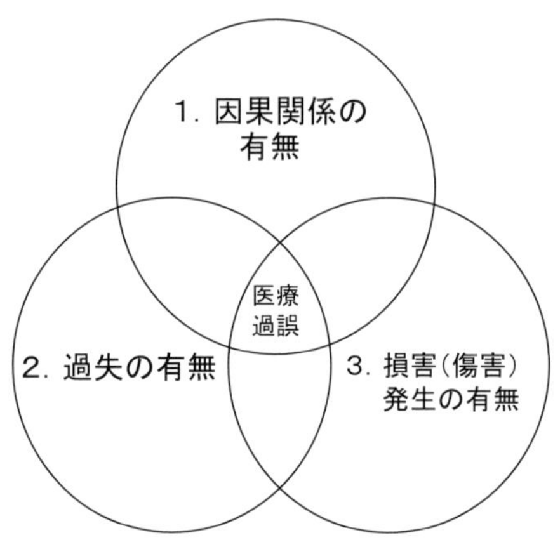

医療過誤の三要件

1. 因果関係：傷害と過失の因果関係、2. 過失の有無：医療従事者が過失を犯した事実、
3. 損害：傷害発生の有無：患者が傷害を負った事実

医療事故はどうして起こるの？

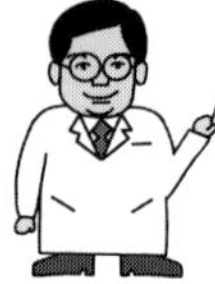

医療事故の原因には、不適切なチーム医療連携などのシステムの欠陥、診療体制の悪さなどの危険な行動、確認不足など不十分な事故防御が関係しているのだよ。

医療事故の大半は複数の原因が連鎖的に起こるため、本当の発生原因はわからない場合がかなりあるよ。

医療事故の発生メカニズムを教えて？

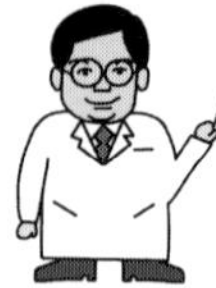

発生メカニズムはスイスチーズモデルが有名だよ。

診療中にリスクが発生した場合、通常、機器の欠陥、ヒューマンエラー、組織の欠陥など防御機構が幾重にも動作し、事故になることはないよ。

不幸にも医療事故発生のメカニズムの防御システムが破られ、欠陥・失敗の連鎖の穴が直線状に開くと事故が発生するよ。

多くの場合、事故原因の 80％程度がヒューマンエラーによるものといわれているのだよ。

人間のエラーは無意識のうちに発生するが、エラーは個人あるいは複数人による監視モニタが動作し、防御システムが機能することによって防止できるよ。

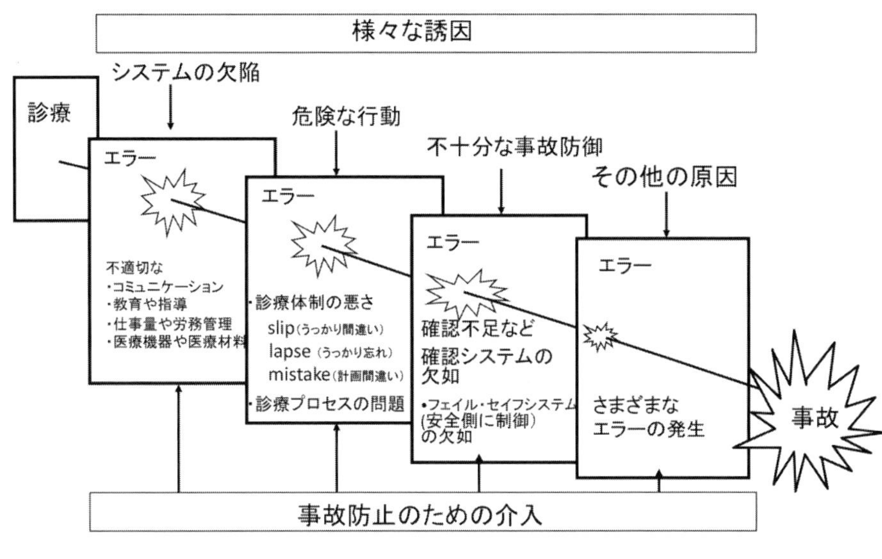

医療事故発生のメカニズム（スイスチーズモデル）

医療事故の実態を教えて！

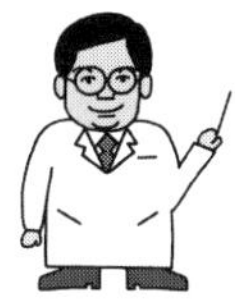

医療事故の実態を調査した報告書には、Harvard Medical Practice Study（HMPS）、Adverse Drug Event Prevention Study（ADEPS）があるよ。
HMPS の報告書によれば、医療事故の実態は次の通りだよ。

HMPS による医療事故の実態

- 入院患者 30,121 人のカルテを検討した結果、1,300 例の 3.7%に医療事故が発生し、そのうち 300 例あまりの 27.6%（全退院患者数の 1%）が過誤によるものである。
- このうち、72.4%は不可抗力とされている。
- 医療事故のうち、56.8%の者が 1 か月以内に回復（軽度）をしているが、死亡に至った症例が 13.6%である。死亡例の約半数は過誤によるものである。
- 結果的に、入院患者 1,000 人あたり、40 人が医療事故、10 人が過誤に遭い、1,000 人のうち 2 人が医療過誤で死亡したことになる。
- 医療事故の割合は次の通りである。
  - 手術に関する医療事故：47.7%
    - 創傷感染 ——— 3.6%
    - 技術上の合併症 ——— 12.9%
    - 遅発性合併症 ——— 0.6%
    - 非手術性合併症 ——— 7.0%
    - 手術の失敗 ——— 3.6%

・手術に関係しない医療事故：52.3%

薬剤	――	19.4%
診断	――	8.1%
治療	――	7.5%
侵襲的手技	――	7.0%
転倒	――	2.7%
骨折	――	1.2%
分娩後	――	1.1%
麻酔	――	1.1%
新生児	――	0.9%
システムに関するもの	――	3.3%

・病院で医療事故が多い場所

手術室	――	41.0%
病室	――	26.5%
救急室	――	2.9%
分娩室	――	2.8%
ICU	――	2.7%
放射線科	――	2.0%
心臓カテーテル室	――	0.9%
外来部門	――	0.8%
その他	――	1.7%
院外	――	13.8%
不明	――	5.1%

・診療科別の医療事故

血管外科	――	16.1%
胸部・心臓外科	――	10.8%
脳神経外科	――	9.9%
一般外科	――	7.0%
泌尿器科	――	4.9%
整形外科	――	4.1%
一般内科	――	3.6%
産科	――	1.5%
新生児科	――	0.6%
その他	――	3.0%

リスクの要因を教えて！

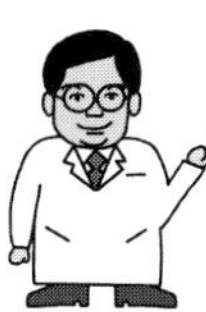

医療事故もヒューマンエラーが原因で発生するものが多いよ。
事故の原因となる個人の「エラー」や「ルール違反」は、組織自体にも原因があると考えられるよ。
リスクの要因には、患者、医療従事者、組織システム、薬品名・医療器具に関するものがあるよ。

リスクの人的要因を教えて！

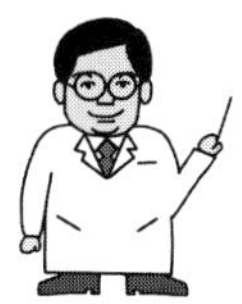

患者と医療従事者に関係するものだね。
次の通りだよ。

リスクの人的要因	
《患者》 ・受診時の態度が悪い。 ・医療におまかせ主義である。 ・セカンドオピニオンを利用しない。 ・名前が間違いやすい（紛らわしい）。	
《医療従事者》 ・疲弊している。 ・労働時間が長い。 ・人為的ミスが多い。 ・責任感をもたない。 ・他人の話を聞かない。 ・精神的な問題がある。 ・確認が不十分である。 ・人数が不足している。 ・注意力が不足している。 ・倫理感が欠如している。 ・権威・権力主義的である。 ・指示や応答が明確でない。 ・患者確認が不十分である。 ・患者を最優先にしていない ・自分の目で確認せず行動する。 ・医療行為に対する責任感がない。 ・ミスは起きないと慢心している。	・慣れにより確認がおろそかである。 ・経験に頼りすぎて勝手に判断する。 ・医療従事者間の情報伝達ミスがある。 ・診療で考えられるリスクを患者に伝えない。 ・医療技術の知識、技術、経験の不足である。 ・業務がマンネリ化し、注意力の欠如している。 ・患者とのコミュニケーションが不足している。 ・医療安全の二重、三重の確認システムがない。 ・人の命を預かっているという認識が不足している。 ・高度専門知識の修得者が少ない。

b. 物的要因

リスクの物的要因を教えて！

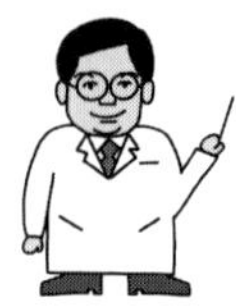

薬品名・医療器具の原因に関係するものだね。
次の通りだよ。

リスクの物的要因
《薬品名・医療器具》 ・医療機械が故障する。 ・医薬品を取り違える。 ・薬漬けの医療である。 ・薬品ラベルがはっきりしていない。 ・薬品等の情報量が増加している。 ・医療機器が高度化し、操作が複雑である。 ・複数のスタッフ間のチェック体制がない。

c. 体制の要因

リスクの体制要因を教えて！

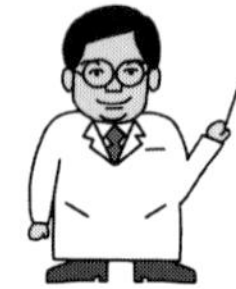

組織システムに関係するものだね。
次の通りだよ。

リスクの体制要因
《組織システム》 ・労働環境が悪い。 ・教育体制が不備である。 ・責任の所在が明確ではない。 ・マニュアルが不十分である。 ・意識改革が徹底されていない。 ・医療がパターナリズムである。 ・カルテの書き方が統一していない ・患者の意見が反映されることがない。 ・病院内システムの改善が行われない。 ・医療を商業化し、患者を軽視している。 ・医療事故予防のための予算措置がない。 ・医療従事者の質の水準を保つ制度がない。

- ・ミス・事故を防ぐための予防策が徹底されていない。
- ・第三者機関による医療安全のチェック体制がない。
- ・医療レベル向上のための講習会が定期的に実施されていない。
- ・医療事故を起こしても免許が剥奪されるケースがほとんどない。

医療事故防止に失敗するとどうなるの？

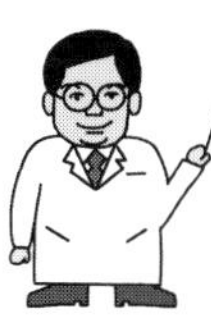

医療事故防止の失敗はスノーボール・モデルで表されるよ。
スタッフ間のコミュニケーションが適正に機能しなければ、ミスの訂正ができず事故につながっていくのだよ。
医療従事者は業務を適切に行うのと同時に、他の医療従事者のミスや失敗を発見する役割も担っているのだよ。
医療従事者がエラーの防護に失敗すれば、リスクはさらに大きく膨らんでいくよ。
エラーがエラーを呼び、リスクは雪玉が転げ落ちるようにドンドン大きくなって転がり落ちていくことになるよ。医療事故は、患者に近づくにつれてリスクが増大していくよ。

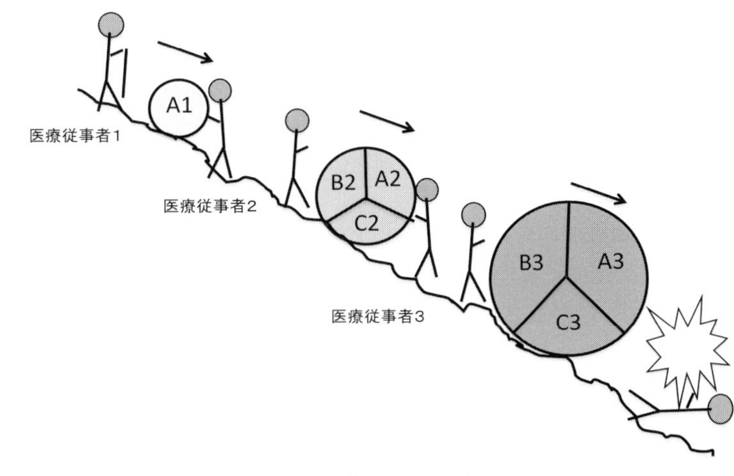

スノーボール・モデル
（A：新たな業務で発生させたエラー、B：防護エラー、C：引き継いだ業務で発生させたエラー）

【問題 1】 リスクの危険度に関係するのはどれか。2 つ選べ。

1. 発生確率
2. リスクの把握
3. リスクの分析
4. リスクの処理
5. 被害の重傷度

【解説 1】 リスクの危険度に関係するのはどれか。2 つ選べ。

1. 発生確率　→ ○
2. リスクの把握　→ ×
3. リスクの分析　→ ×
4. リスクの処理　→ ×
5. 被害の重傷度　→ ○

リスクによる傷害を危険度と呼び、被害の重傷度と発生確率の積で表される。
リスク（危険度）＝被害の重傷度× 発生確率

B. リスク評価とリスク管理

a. 評価方法

医療事故の評価はどうするの？

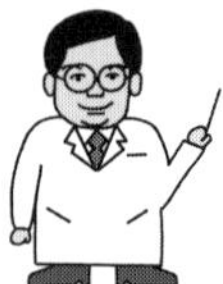

医療事故を防止するためには、事故原因を根本的に分析する必要があるね。
根本的な原因には、4M-4E、フィッシュ・ボーン図、ASHRM 推奨の特性要因図、m-SHEL モデルの分析方法があるのだよ。
この分析方法を説明するね。

根本的な事故原因を分析する方法

《4M-4E》

事故の要因は、MAN（作業者の心身的な要因・作業能力的な要因）、MACHINE（機器・器具による要因）、MEDIA（施設の環境、照明、室温などの環境要因）、MANAGEMENT（管理規定、監督体制、マニュアル、教育・訓練などの管理要因）の視点から要因を抽出し、これらの要因に対して、EDUCATION（教育・訓練）、ENGINEERING（技術・工学）、ENFORCEMENT（強化・徹底）、EXAMPLE（模範・事例）の 4 つの視点から対策を検討する分析法である。4M では、事故全体の構造を把握した上でエラーを捉え、その誘発要因を抽出していく。4E では、誘発要因への対策を抽出し、重視すべき対策を具体的に分析し、事故全体の構造を把握したうえで発生事象を時系列に記載していく。

関与レベル	MAN（人的要因）（身体的な状況、心理的かつ精神的な状況の技量、知識）	MCHINE（設備的要因）（医療用機器、器具薬剤容器など）	EMEDIA（環境要因）（施設の環境、照明明、室温など）	MANAGEMENT（管理要因）（管理規定、監督体制、マニュアル、教育·訓練など）
EDUCATION（教育·訓練）				
ENGINEERING（技術·方法）				
ENFORCEMENT（強化·徹底）				
EXAMPLE（模範·事例）				

《フィッシュ・ボーン図》

フィッシュ・ボーン図は特性要因図のことであり、魚の骨図(フィッシュボーン・チャート、fishbone chart)、Ishikawa diagramとも呼ばれる。フィッシュ・ボーン図は、ある問題点について影響を及ぼす原因を系統的に示した図といえる。特性要因図を作成するには、水平の矢印線を描き、その右側に問題点を書いていく。次に、水平の矢印線に対して斜めに矢印線を描いて要因を書いていく。さらに、斜めの矢印線に向けて矢印線を描き、同様に要因を書く。異型輸血のニアミスを例にとったフィッシュ・ボーン図を示す。

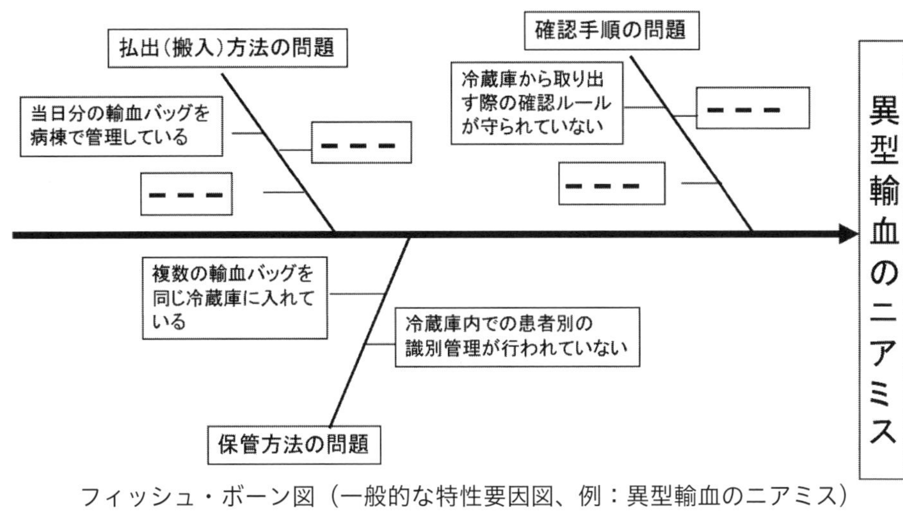

フィッシュ・ボーン図(一般的な特性要因図、例:異型輸血のニアミス)

《ASHRM推奨の特性要因図》

QC活動で一般に活用されている要因分析の手法である。アメリカのASHRM(American Society for Healthcare Risk Management)が示す特性要因図を活用した「根本的な原因分析(Root Cause Analysis)」の方法である。フィッシュ・ボーン図に類似している。

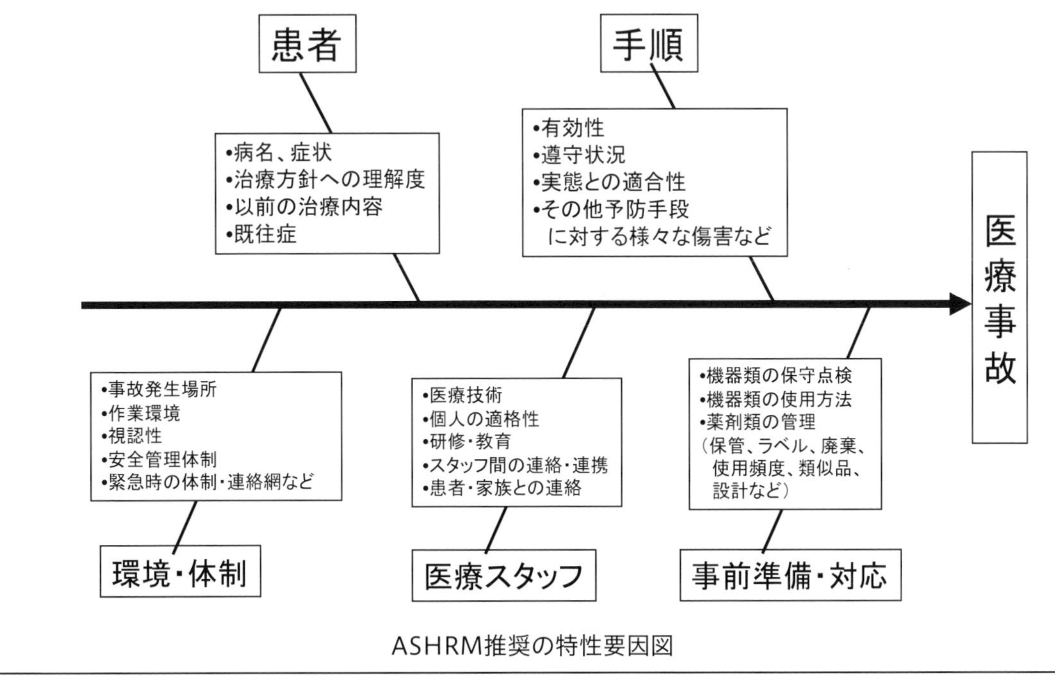

ASHRM推奨の特性要因図

《m-SHEL モデル》

m-SHEL モデルは「m：Management（マネジメント）」を独立した要素として配置したモデルである。この SHEL モデルは、当事者である人間「中心の L：LIVEWARE」が最適な状態を保つためには、4 つの要因「S：ソフトウエア」「H：ハードウエア」「E：環境」「L：当事者以外の人間」が関係することを示唆し、当事者を含めた 5 つの要因に基づき分析する方法である。中心の「L」や SHEL の状態は時間とともに変化し、人間は疲労などにより体調は変化する。ソフトウエアは作業手順で変わり、ハードウエアは道具や機械の故障、磨耗などで変化する。環境は昼と夜とでは変わり、周囲の人とのコミュニケーションや人間関係もチーム作業などで問題となる 。

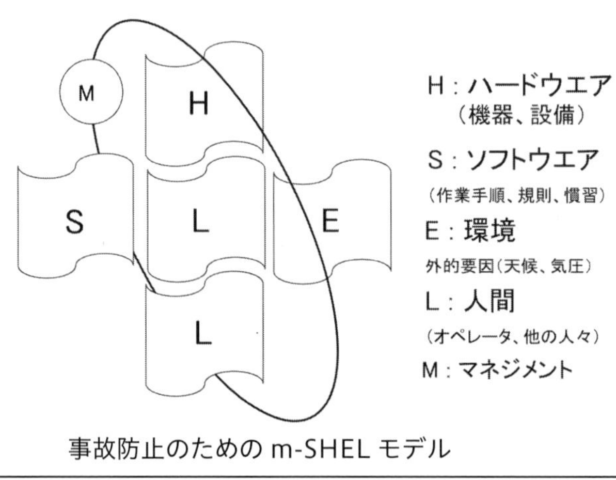

事故防止のための m-SHEL モデル

b. 管理対策

リスク管理対策ってなぁ～に？

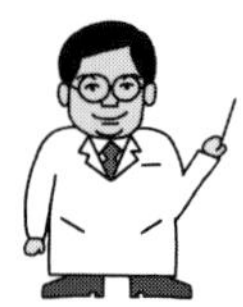

リスク管理対策は、医療事故やニアミスに関する情報を収集すること、原因を分析すること、病院のシステムを改善することが基本だよ。

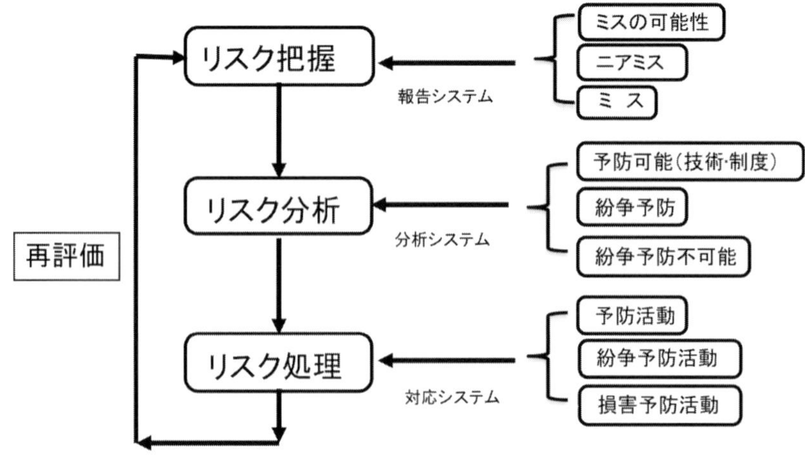

リスクマネジメントの手法（3×3 の対医療事故の原則）

<table>
<tr><th colspan="2">リスク管理対策</th></tr>
<tr><td>リスクの把握</td><td>医療事故の予防は、医療事故やニアミスに関する情報を収集するリスクの把握から始めなければならない。
・職員から医療事故・事件やニアミスを報告させる。
・職員に重要な事例をあらかじめ決めて報告させる。
・職員にアンケート等を実施し、また聞き取り調査を行う。
・リスクマネジャーによる巡回調査を行う。
・職員から業務の流れの中でのリスクの発見
・職場で報道された新聞等のリスク事例を収集する。</td></tr>
<tr><td>リスクの分析</td><td>リスクは、医療事故、ニアミス、苦情をレベル分類して分析する必要がある。リスクのレベル分類は、事例発生の頻度と結果の重大性・緊急度、原因や発生しやすい状況、原因を個人ではなく、システムの問題として分析する。
分析されたリスクには、緊急性が高い事例、すぐに取り組む必要のない事例など多くのリスク事例が見えてくる。例えば、X 線検査時の情報の入力ミスの発生頻度は高いが、患者が受ける傷害の影響は小さい。逆に、放射線治療による過剰照射事故はまれにしか発生しないが、いったん発生すれば患者が受ける傷害は大きい。対策を取る必要のない（非特定）リスク事例は、重要度の低いもの、発生確率が低く危険性のないものである。非特定リスクは、発生事例が少なく、対応に必要な費用と時間は制限されるので、監視に留めておくことになる。
リスクの洗い出しは、セッション方式を活用して多人数が参画しながら作業を推進していく。リスクは、マッピングすると発生頻度と患者の傷害との関係がわかりやすくなる。
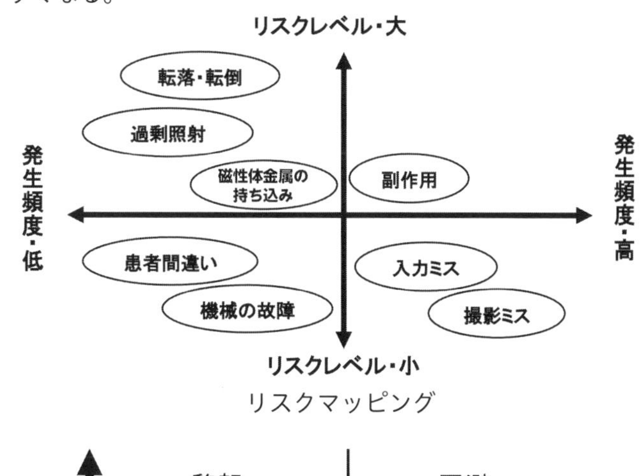

リスクマッピング
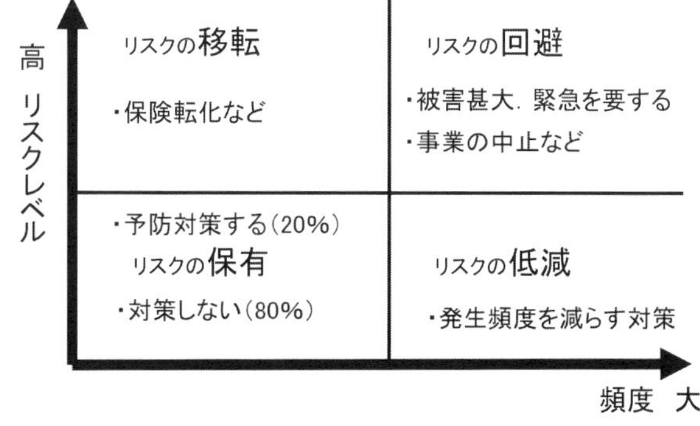
</td></tr>
</table>

リスクの分析	また、リスクマネジメントは目標を設定する必要がある。リスクマップ上では、リスクを受けた患者の損傷レベルを評価するためには、リスクの回避、リスクの移転、リスクの保有、リスクの低減という対処法を振り分ける必要がある。すなわち、リスク戦略の決定である。しかし、ある１つのリスクに対するリスクマネジメントの目標はリスク戦略によって異なり、病院や部門が策定したリスクマネジメント基本目的に沿わなければならない。 リスクマネジメントの目標は、可能な限り定量化しなければならない。発生頻度や影響度が定量的に把握されている場合には、リスクマネジメントの目標も定量化することが比較的簡単にできる。リスクマネジメントの目標はリスクの内容、リスク戦略などにより複雑になるが、リスクマネジメントの目標を具体的にすれば目標に向かって進みやすく、リスク対策実施後のリスクマネジメントパフォーマンス評価や有効性の評価が簡単にできる、各部門で実施すべきリスク対策がより明確でリスク対策への理解が得られやすいなどの特徴がある。
リスクの処理	リスクの処理は、事故発生・被害拡大予防対策、紛争化予防対策、損害軽減対策を講じることである。事故発生・被害拡大予防対策では、管理上の改善、情報のフィードバック、医療技術の向上を行う必要がある。紛争化予防対策では、患者関係や苦情の改善に努め、リスク事例を正確に記録する必要がある。また、リスクで生じる損害軽減対策には、学会や職能団体が設けている賠償責任保険へ加入することが望ましい。 JISQ31000 には、リスクの処理はリスク対応とも呼ばれ、その種類には、リスク回避、リスクを取るまたは増加すること、リスク源の除去、起こりやすさの変更、結果の変更、リスクの共有、リスクの保有の７手法がある。
リスクの再評価	リスク対策は、リスクの把握、リスクの分析、リスク分析の方法を段階的に行い、リスクを再評価して医療事故に遭う危険な有害要因を低減するとともに、医療事故を未然防止するようにしなければならない。いわゆる、医療事故の発生確率を低下させ、被害規模が小さくなるような継続的な対応が必要になる。

c. 罰則

医療法等の法律に違反した場合には罰せられるの？

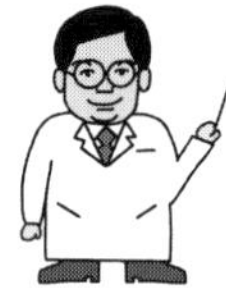

医療には仕組みがあるのだよ。
法律に違反すれば、当然、刑事責任、民事責任、行政処分が問われるのだよ。
代表的な違反の罰則は次の通りだよ。

刑事責任	《業務上過失致死傷罪》 業務上必要な注意を怠り、よって、人を死傷させた者は、5 年以下の懲役、若しくは禁固、又は 100 万円（平成 18 年改正）以下の罰金に処する。 重大な過失により人を死傷させた者も、同様とする（刑法 211 条）。
民事責任	《債務不履行による損害賠償の要件（民法 415 条）》 債務者がその債務の本旨に従って履行をしないときは、債務者はこれによって生じた損害の賠償を請求することができる。債務者の責めに帰すべき事由によって履行することができなくなったときも、同様とする。すなわち、診療契約に基づく注意義務違反の場合は、開設者に責任が生じる。 《不法行為責任（民法 709 条）》 故意又は過失によって他人の権利又は法律上保護される利益を侵害した者は、これによって生じた損害を賠償する責任を負う。すなわち、医療行為者に過失があった場合は、個人に責任が生じることになる。 《使用者責任（民法 715 条）》 ・ある事業のために他人を使用する者は、被用者がその事業の執行について第三者に加えた損害を賠償する責任を負う。ただし、使用者が被用者の選任及びその事業の監督について相当の注意をしたとき、又は相当の注意をしても損害が生ずべきであったときは、この限りでない。 ・使用者に代わって事業を監督する者も、前項の責任を負う。 ・第二項の規定は、使用者又は監督者から被用者に対する求償権の行使を妨げない。すなわち、使用者責任が認められた場合でも、被用者自身が免責されるわけではない。使用者責任と被用者は被害者に対して不真正連帯責任を負う。したがって、使用者が全額を賠償した場合には被用者に対する求償権を獲得することになり、信義則上相当な限度で行使できる（裁判昭和 51 年 7 月 8 日）。いわゆる、管理・監督者に注意義務違反があった場合、院長・部長等にも責任が生じる。 《共同不法行為責任（民法 709 条）》 ・数人が共同の不法行為によって他人に損害を加えたときは、各自が連携してその損害を賠償する責任を負う。共同行為者のうちいずれの者がその損害を加えたかを知ることができないときも、同様とする。 ・行為者を教唆した者及び幇助した者は共同行為者とみなして、前項の規定を適用する。すなわち、チーム医療等の注意義務違反の場合には、関与者の全員に責任が生じることになる。
行政処分	《免許の取消、業務停止及び再免許》 （医師法） 第 3 条「免許の絶対的欠格事由」 未成年者、成年被後見人又は被補佐人には、免許を与えない。 第 4 条「免許の相対的欠格事由」 次の各号のいずれかに該当する者には、免許を与えないことがある。

行政処分	・心身の障害により医師の業務を適正に行うことができない者として厚生労働大臣令で定めるもの ・麻薬、大麻又はあへんの中毒者 ・罰金以上の刑に処せられた者 ・前号に該当する者を除くほか、医事に関し犯罪又は不正の行為のあった者 「免許の取消、業務停止及び再免許」 ・医師が第 3 条に該当するときは、厚生労働大臣は、その免許を取り消す。 ・医師が第 4 条各号のいずれかに該当し、又は医師としてしての品位を損するような行為のあったときは、厚生労働大臣は、次に掲げる処分をすることができる。 ・戒告 ・3 年以内の医業停止 ・免許の取消 ・前項の 2 項の規定による取消処分を受けた者であっても、その者がその取消の理由となった事項に該当しなくなったとき、その他その後の事情により再び免許を与えるのが適当等であると認めるに至ったときは、再免許を与えることができる。この場合においては、第 6 条第 1 項及び第 2 項の規定を準用する。 ・厚生労働大臣は、第 3 項に規定する処分をなすに当たっては、あらかじめ、医道審議会の意見を聞かなければならない。 （保健師助産師看護師法（平成 21 年 7 月 15 日、法律 78）） 「欠格時由」 次の各号のいずれかに該当する者には、第 2 条の規定による免許（以下「免許」という）を与えないことがある。 ・罰金以上の刑に処せられた者 ・前号に該当する者を除くほか、保健師、助産師、看護師又は准看護師の業務に関し犯罪又は不正の行為があった者 ・心身の障害により保健師、助産師、看護師又は准看護師の業務を適正に行うことができない者として厚生労働大臣省令で定めるもの ・麻薬、大麻又はあへんの中毒者 「免許の取消等」 保健師、助産師若しくは看護師が第 9 条各号のいずれかに該当するに至ったとき、又は保健師、助産師若しくは看護師としての品位を損するような行為のあったときは、厚生労働大臣は、次に掲げる処分をすることができる。 ・戒告 ・3 年以内の医業停止 ・免許の取消 准看護師が第 9 条各号のいずれかに該当するに至ったとき、又は准看護師としての品位を損するような行為のあったときは、厚生労働大臣は、次に掲げる処分をすることができる。 ・戒告 ・3 年以内の医業停止 ・免許の取消

行政処分	・前 2 項の規定による取消処分を受けた者であっても、そのものがその取消の理由となった事項に該当しなくなったとき、その他その後の事情により再び免許を与えるのが適当であると認めるに至ったときは、再免許を与えることができる。この場合においては、第 12 の規定を準用する。 （診療放射線技師法） 「欠格事由」 ・次に掲げる者には、前条の規定による免許（第 26 条第 2 号を除き、以下「免許」という）を与えないことがある。 ・心身の障害により診療放射線技師の業務（第 24 条の 2 に規定する業務を含む）、同条及び 26 条第 2 項を除き、以下同じ）を適正に行うことができなくなった者として厚生労働省令で定める者 ・診療放射線技師の業務に関して犯罪又は不正の行為があった者 『免許の取消し及び業務停止」 ・診療放射線技師が第 4 条各号のいずれかに該当するに至ったとき、厚生労働大臣はその免許を取り消し、又は期間を定めてその業務の停止を命ずることができる。 ・都道府県知事は、診療放射線技師について前項の処分が行われる必要があると認めるときは、その旨を厚生労働大臣に具申しなければならない。 ・第 1 項の規定による取消処分を受けた者であっても、その者がその取消の理由となった事項に該当しなくなったとき、その他その後の事情により再び免許を与えるのが適当であると認められるに至ったときは、再免許を与えることができる。

【問題 2】 根本的な事故原因を分析する方法の 4M-4E に関係ないものはどれか。

1. リスク重症度
2. 設備的要因
3. 人的要因
4. 環境要因
5. 管理要因

【解説 2】

1. リスク重症度　→　○
2. 設備的要因　→　×
3. 人的要因　→　×
4. 環境要因　→　×
5. 管理要因　→　×

事故の要因は、MAN（作業者の心身的な要因・作業能力的な要因）、MACHINE（機器・器具による要因）、MEDIA（施設の環境、照明、室温などの環境要因）、MANAGEMENT（管理規定、監督体制、マニュアル、教育・訓練などの管理要因）の視点から要因を抽出し、これらの要因に対して、EDUCATION（教育・訓練）、ENGINEERING（技術・工学）、ENFORCEMENT（強化・徹底）、EXAMPLE（模範・事例）の 4 つの視点から対策を検討する分析法である。

2. 医療における健康被害

A. 医療行為によるリスク

a. 血管合併症

医療事故で問題になる健康被害に何があるの？

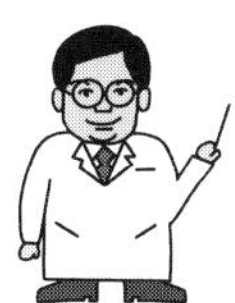

放射線診療による過剰被曝が問題になるよ。
特に、血管造影検査、X 線 TV 検査、CT 検査で問題にされているよ。

放射線診療のリスク臓器ってなぁ～に？

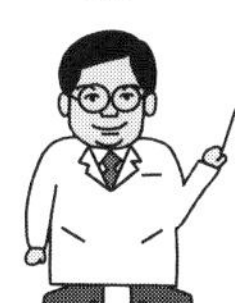

リスク臓器とは、全身が均等に放射線を被曝した場合に、放射線管理の観点から特に注目される臓器のことだよ。
放射線感受性が最も高い臓器が放射線被曝で問題になるね。
特に、造血臓器や生殖腺（睾丸、卵巣）だね。

通常の放射線診療の放射線被曝線量はどのくらいなの？

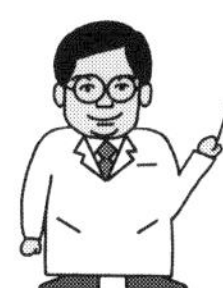

通常に行われる X 線検査の被曝線量は次の通りだよ。
この場合の人体への X 線検査の被曝は、放射線を伴う行為（診療）の方が放射線被曝のリスクを上回っているのだよ。
この被曝線量を大幅に上回った場合に、健康被害が起き、医療事故になるね。

検査	入射面線量(mGy)	脊髄線量(mGy)	生殖線(mGy)		胎児(mGy)	実効線量(mGy)
			女性	男性		
胸部	0.2	0.03～0.04	-	-	-	0.05
腹部	1.2	0.48	2.21	0.16	2.63	1.4
頸椎	1.5	0.11	-	-	-	-
腰椎	2.8	1.26	4.05	0.07	4.08	2.2
上部消化管	3.8	1.14～1.17	0.14	0.004	0.48	3,8
注腸	21.5	2.98	7.78	0.58	8.22	7.7
乳房	6	-	-	-	-	-
歯科	2.5	-	-	-	-	-
股関節	1.4	0.17	0.78	3.68	1.28	-
骨盤	8.0	0.27	1.48	0.57	1.28	0.17

血管合併症にはどんなリスク症例があるの？

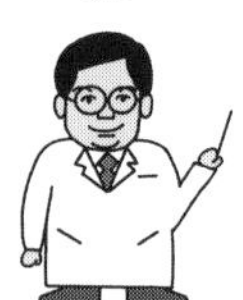

IVR による合併症があるよ。
その症例を示すね。

IVR 検査の合併症

《IVR 検査の X 線透視で発生した皮膚傷害》

40 歳の男性、冠動脈造影と冠動脈形成術、さらに合併症のため 2 回目の血管造影が施行された結果、患者に重篤な皮膚障害が発生した。すべて同じ日に冠動脈造影バイパスグラフト置換術が行われたのである。a は手技 6 ～ 8 週間後の患者の背部であり、赤色に変化し、1 週間後に皮膚が剥離した。b は手技約 16 ～ 21 週間後の傷害部位であり、中心部近傍の小さい潰瘍を除いて治癒し、傷害部位は熱傷の様相を示している。c は手技約 18 ～ 21 か月後の傷害部位であり、進行性の壊死を伴う皮膚崩壊の持続がみられる。d は c の潰瘍形成を拡大したものであり、皮膚の吸収線量は 20 Gy 以上と推測される。e は皮膚移植後の患者の背部である。X 線透視による過剰線量が皮膚障害の原因である。

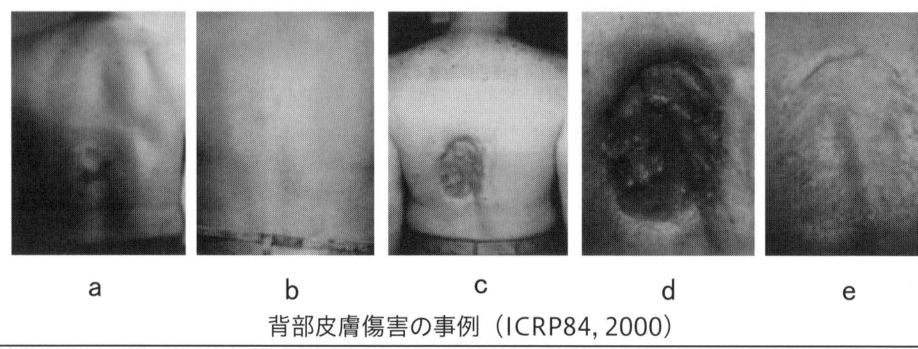

a　b　c　d　e

背部皮膚傷害の事例（ICRP84, 2000）

《IVR 検査の皮膚傷害》

患者には 3 日間の間隔で 2 回に分割して IVR 検査が行われた。症例は左眼窩周囲の動静脈奇形に対する動脈塞栓術後の皮膚障害であり、IVR 検査の塞栓術 5 ～ 6 週間後の右後頭部に生じた一過性の脱毛である。被曝線量の推定値は 6.6 Gy（正面：後前方向）および 1.7 Gy（側面）である。IVR 検査の 3 か月後に毛髪は再生してきたが、毛髪は以前のものより灰色かかっていた。

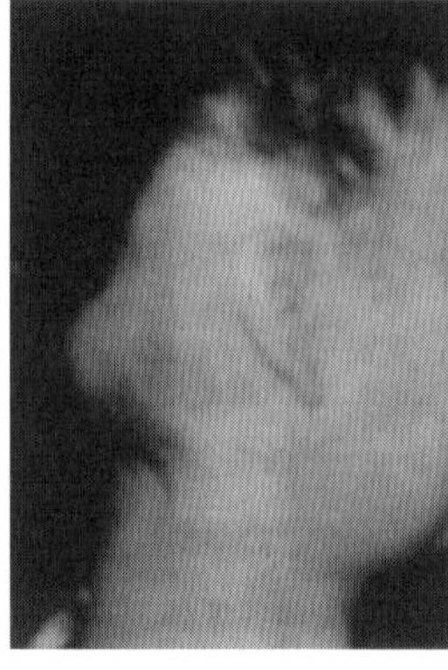

頭部皮膚傷害の事例（ICRP84, 2000）

《IVR の経頸静脈肝内門脈短絡術（TIPS）の結果生じた放射線皮膚傷害》

患者は糖尿病とアルコール性肝疾患を有する 42 歳の男性である。症例は IVR の経頸静脈肝内門脈短絡術（TIPS）の結果生じた放射線皮膚傷害である。初回の IVR 手技から 2 日後と 9 日後に計 3 回の TIPS を受け、3 回の総手技時間は合計 12 時間 15 分かかった。患者には初回の手技から 6 週間後に 20×15 cm の限局性の壊死を伴う潰瘍斑が 2 週間にわたり背中の中央に発生し、結果的に皮膚移植が必要になった。a は 3 回の TIPS 後に患者の背部正中に生じた硬化性脱色素斑であり、周囲には色素沈着を伴っている。症状は手技後 2 年間持続し、典型的な慢性放射線皮膚炎と診断された。b は TIPS 14 か月後に患者の背部正中に生じた潰瘍斑である。潰瘍斑の周囲は長方形の色素沈着があり、患者には皮膚移植が行われた。

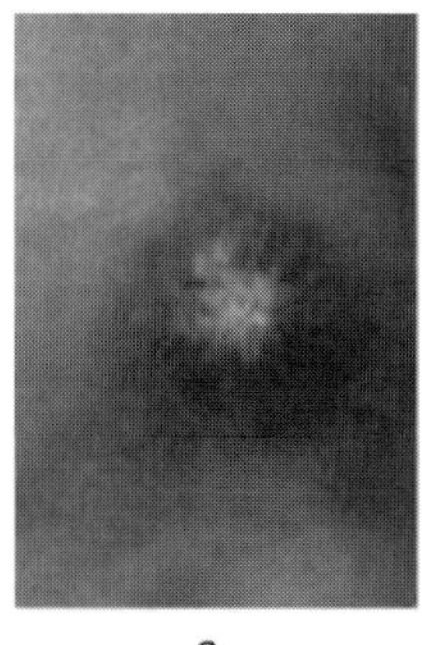

a

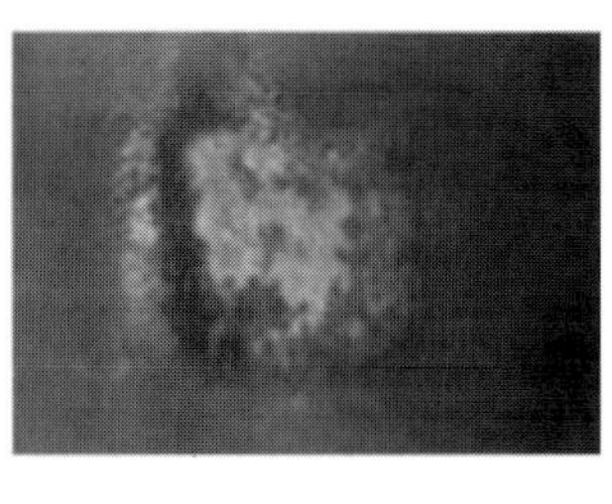

b

a. TIPS 後に患者の正中に生じた硬化性脱色素斑、
b. TIPS14 か月に患者の背部正中に生じた潰瘍斑（ICRP84, 2000）

《IVR による放射線皮膚炎》

患者は 7 歳の女児であり、IVR で右腕にラジオ波焼灼術 4 か月後に生じた放射線皮膚炎を生じた。患者は 2 回目の手技 1 か月後に右側の病変に気がつき、皮膚科を受診した。また、2 年後に多発性の毛細血管拡張領域に色素沈着と脱色素を伴った 10×5 cm の硬化斑が現れた。さらに、患者は右腕の筋肉に影響が出たため運動制限が行われた。それぞれの手技は 5 時間を要したと報告され、水平方向の透視時間は 75 ～ 100 分と推定された。総透視時間は不明である。2 回目の手技については、水平方向の透視時間は 90 ～ 120 分と推定された。皮膚線量は 1 回手技あたり 11 ～ 15 Gy になると推定された。

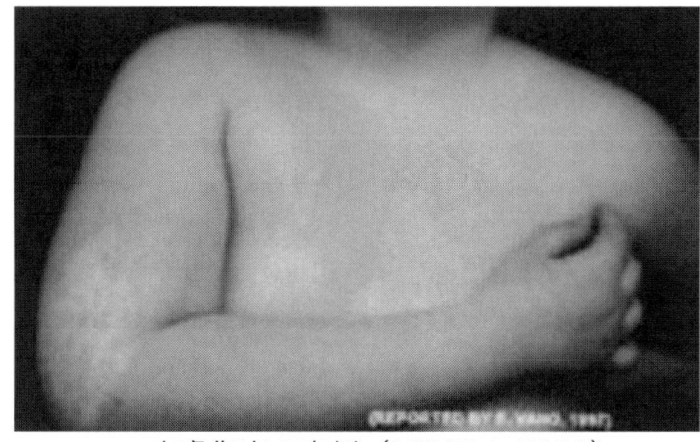

皮膚傷害の事例（ICRP84, 2000）

《IVR による水晶体の傷害》

IVR 専門医に放射線傷害による水晶体の混濁が発生した。水晶体の傷害は、IVR 検査中に散乱線被曝の増加の原因となるオーバチューブ X 線検査システムを用いて発生したものである。

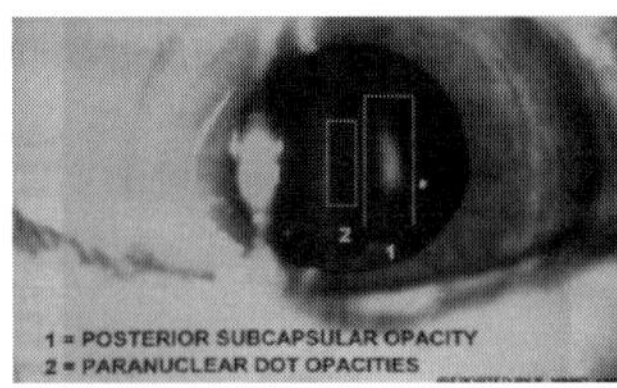

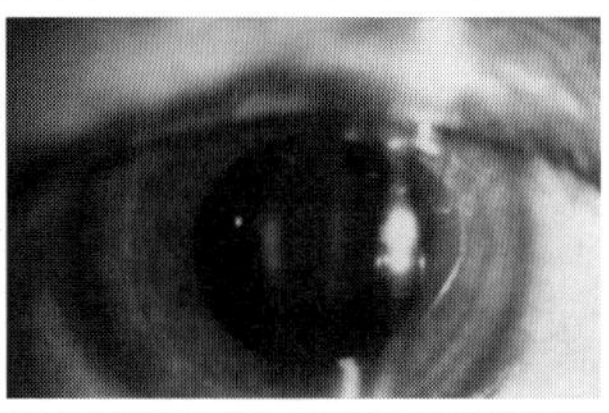

IVR による水晶体の傷害
（ICRP84, 2000）

IVR 検査による放射線被曝以外の血管合併症にはどんなリスク症例があるの？

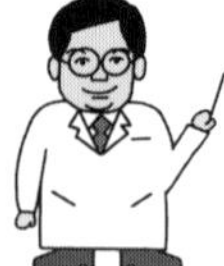

次の通り、中心静脈穿刺合併症による死亡事故があるよ。

《中心静脈穿刺合併症による死亡事故の予防策》

- 中心静脈穿刺は、致死的合併症が起こり得るリスクの高い手技であることを認識する。
- 中心静脈カテーテル挿入時には、その必要性と患者のリスクを書面で説明する。
- 術者は穿刺手技の訓練をあらかじめ受ける。
- 挿入後のカテーテルの位置を確認する。
- 中心静脈カテーテル挿入後には、注意深い患者管理を行う。
- 合併症出現後に迅速に対応する。

b. 消化管合併症

X 線消化管検査の合併症にはどんなリスク症例があるの？

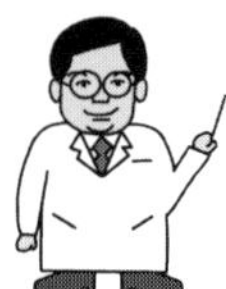

X 線検査における消化管の合併症には、バリウムの誤嚥、腸閉塞、吐気・嘔吐、便秘、めまいなどがあるよ。
検査による利益と不利益に関するインフォームド・コンセントや、内視鏡検査への誘導、検査対象の制限なども必要になるね。

c. 感染

院内感染症ってなぁ～に？

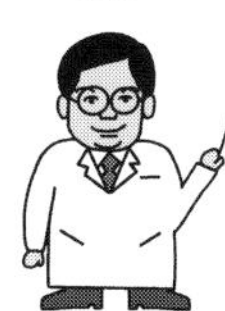

院内（病院）感染症は、「入院患者が原疾患とは別に院内で新たに罹患した感染症、または医療従事者が病院内において罹患した感染症」と定義されているよ。

感染源を教えて！

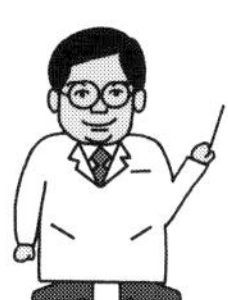

感染源には、細菌、ウイルス、真菌、原虫などの微生物、ヒトに伝播する感染発症者、保菌者、汚染された器具・機械などがあるよ。

感染症の成立ってなぁ～に？

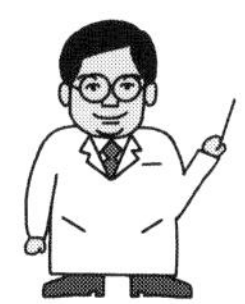

人間は常時感染源である微生物に暴露されているが、その微生物の病原性、暴露された量、患者の感受性などが原因となり、感染症は成立するのだよ。

感染症には何があるの？

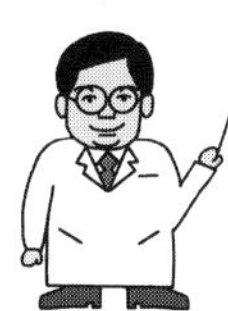

感染症には様々なものがあるね。
MRSA、B 型肝炎・C 型肝炎、腸管出血大腸菌感染症、後天性免疫不全症候群、重症急性呼吸器症候群について示すよ。

感染	症状
メチシリン耐性黄色ぶどう球菌（MRSA）	メチシリン（半合成ペニシリン、抗生物質の一種）に耐性を示す黄色ブドウ球菌のことである。手指の黄色ブドウ球菌は、石鹸や流水による手洗いやアルコール綿による消毒などで容易に除菌できる。MRSA は、有効な抗生物質が少ないという点が問題であり、基本的な性質は黄色ブドウ球菌と同じである。 手術後の患者、免疫不全者、長期抗菌薬等の患者が感染することが多く、易感染患者が感染した場合、治りにくい。髪の毛、頭皮、鼻腔、外耳道、腋窩、股間、陰部、傷口に保菌しやすい。発症した患者の症状は、突然の高熱、腹部膨満、下痢、意識障害、白血球や血小板の減少などがあり、髄膜炎、腸炎、敗血症、肺炎などを併発している可能性が高い。バンコマイシン（塩酸 VCM）は重症 MRSA 感染症の患者に積極的に用いられる薬剤である。

B型肝炎、C型肝炎（HBV/HCV）	肝炎ウイルスが身体の中に入ると免疫機能が働き、ウイルスが棲みついた肝細胞を一緒に破壊する。そのため、肝炎が発症する。ウイルスによる直接の肝細胞の破壊はない。肝炎ウイルスの感染は主に血液を介する場合が多いが、注射針の共用、性交、輸血や汚染血液を用いた血液製剤を介して感染する。感染が自覚されない症例もある。高年齢になるほど発症のリスクが高まり、肝硬変や肝癌へと移行していく可能性がある。
後天性免疫不全症候群（AIDS）	ヒト免疫不全ウイルス（HIV）で、感染者が発病するまでには5～10年以上かかる。HIVに感染してもほとんどの感染者に特徴的な症状はなく、すぐにはAIDSを発症しない。AIDSとは、HIVがリンパ球のT細胞に侵入し、免疫機能が動作しなくなる疾患である。発病してから免疫不全状態になると様々な感染症や悪性腫瘍を引き起こす。HIVは日常生活では感染はしないが、性行為、妊娠、出産、授乳、注射器の共用、注射器の回し打ち、輸血などにより感染する。
腸管出血大腸菌感染症（O-157など）	ベロ毒素という強力な毒素を産生し、感染すると全身性疾患になる。経口感染をするので確実な手洗いが感染防止に効果的である。初期症状は風邪に似ており、本格的になると腹痛、水溶性下痢、血便、嘔吐、発熱などの症状を伴う。鮮血混じりの血便は、ベロ毒素が大腸菌の血管壁を破壊するためである。ノロウイルスや芽胞菌はアルコール性擦式消毒剤による除菌効果が期待できないので、確実な手洗いが感染防止に有効である。したがって、手洗いを行うことを医療従事者に徹底して教育する必要がある。ノロウイルスに感染した患者が嘔吐した場合には、塩素系の消毒液で拭いた程度ではウイルスは死滅しない。感染拡大を防ぐためには、塩素系消毒液による確実な消毒と熱処理が必要になる。
重症急性呼吸器症候群（SARS）	SARSコロナウイルスの感染による重症急性呼吸器症候群である。発熱、咳、全身倦怠感、筋肉痛、肺炎を起こし、肺炎のうち10～20%が重症化する。小児や高齢者および基礎疾患のある患者は死亡率が高い。患者の咳などの飛沫を浴びたり、痰や体液などに直接触れたりする場合に感染する。潜伏期間は2～7日、最大10日間程度で発症する。

感染予防はどうするの？

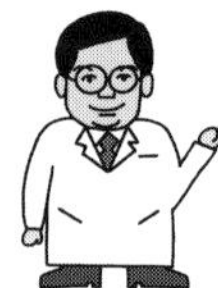

標準予防策の基本は、適切な手洗い、血液および体液への接触予防、針刺しインシデントを防止することだよ。次の通りだよ。

《適切な手洗い》

手洗いが必要な場合は、患者に接する前後、排泄物、体液、粘液、正常でない皮膚、創傷面の被覆材との接触後、手袋を外した後、患者のケア中の汚染部から清潔部位に移動する場合である。

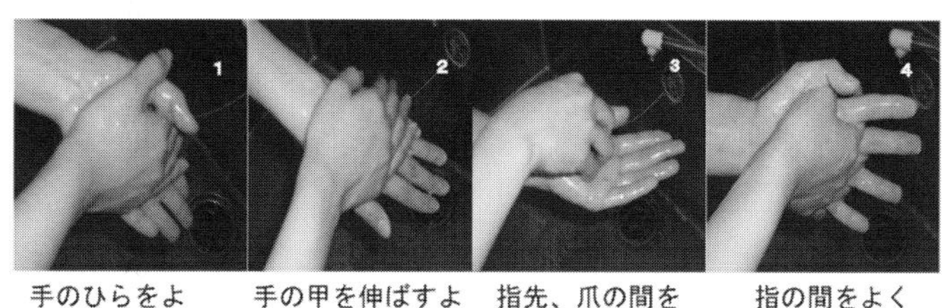

手のひらをよく洗う　手の甲を伸ばすように洗う　指先、爪の間をよく洗う　指の間をよく洗う

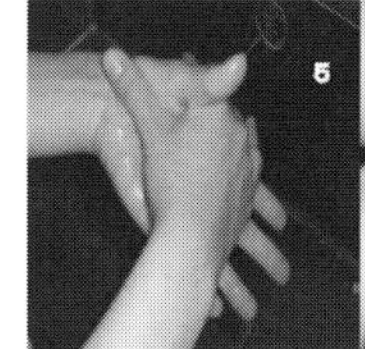
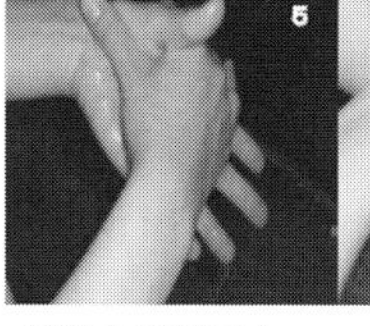
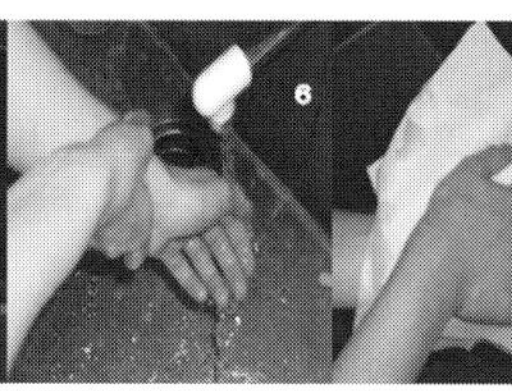
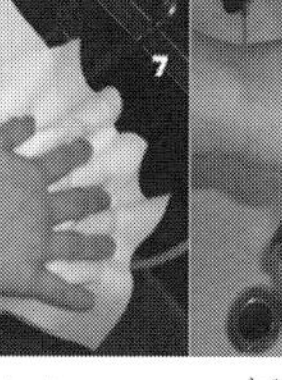
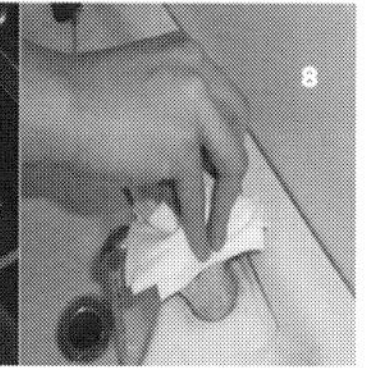

親指と手掌をねじり洗いする　手首も洗う　ペーパタオルでふきあげる　水道の栓を閉めるときはペーパータオルか肘で閉める

衛生的な手洗い（大野義一郎・監：感染対策マニュアル．医学書院、2007）

《血液および体液への接触予防》

血液、体液、分泌物、汚染物に触れる時および粘膜、損傷のある皮膚に触れるときに、血液、体液、分泌物が飛散し、飛沫が発生する。したがって、処置するときには、手袋、マスク、アイプロテクション、ガウン（防水性）を着ける必要がある。

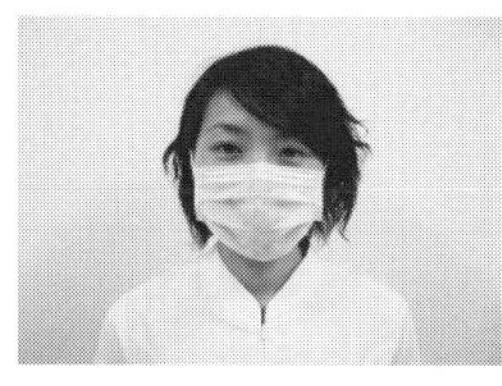
a.ペーパーマスク

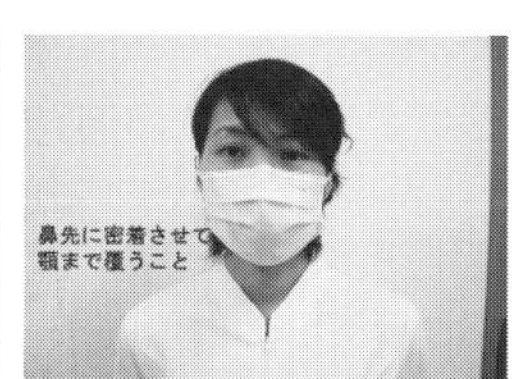

b. サージカルマスク
·スタンダードプリコーション時
·飛沫感染防止対策時

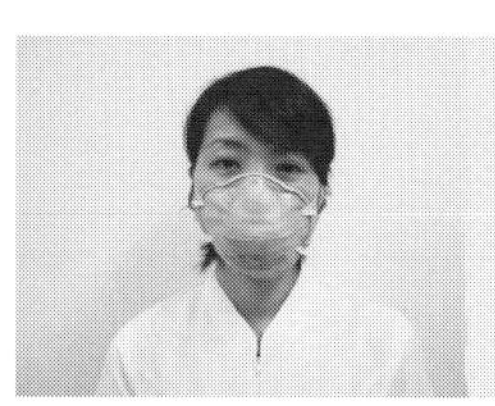
c. N95マスク
·空気感染防止対策時
·結核、水痘など

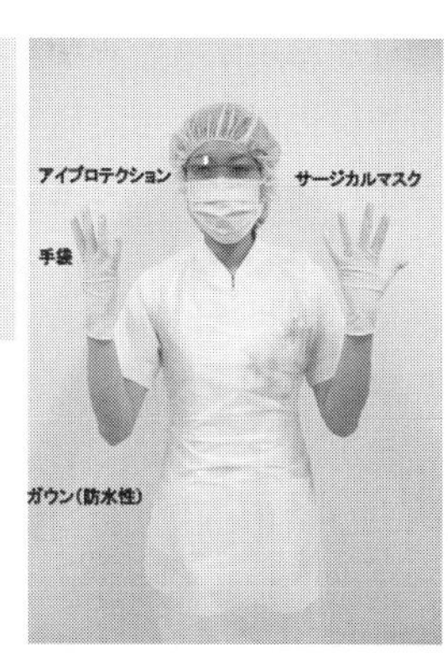

※田代治一先生（国立病院機構福岡東医療センター）より提供

感染防護具

《針刺し損傷・血液暴露の防止》

針刺し損傷とは、病院で医療従事者などが、針で手指を傷つけることやアンプル、刃物類などで切傷を負うことである。血液暴露とは、血液や体液が皮膚・粘膜に飛び、直接曝されることである。針刺しによって、ヒト免疫不全ウイルス（HIV）、B 型肝炎ウイルス（HBV）、C 型肝炎ウイルス（HCV）が主に感染する。針刺し損傷の直後は処置を行う必要がある。

感染経路別予防策はどうするの？

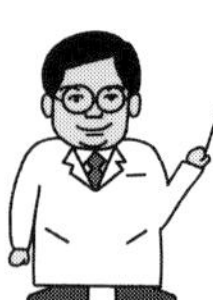

感染経路別予防策には、接触感染予防策、飛沫感染予防策、空気感染予防策があるね。次の通りだよ。

感染経路別の予防策
《接触感染予防策》 ・患者に接する場合は手袋を着用する（環境の汚染が強いと考える場合は入室から行う）。 ・手袋を外した後は手洗いする。 ・患者に接触する時や汚染物に触れる時はビニールエプロンを着用する。 ・マスクは標準予防策として使用するので必要時に使用する。 ・接触箇所をアルコールまたは 0.2%ハイジールで清拭する。 ・血液、痰などの体液の付着があるときは 0.1%次亜塩素ナトリウムで清拭する。 ・手袋、ガウンを着用する。 ・汚染した手袋であちこちを触らない。 ・手袋をしていても、手は汚染されていると認識する。 ・擦式アルコールが有効であり、頻回に使用する。 ・汚染区域からの物品の持ち出しは絶対にしない。
《飛沫感染予防策》 ・患者から 1 m 以内で処置を行う場合はサージカルマスクをする（濡れたり、湿ったりしたら取り替える）。 ・患者を移送するときはサージカルマスクをしてもらう。 ・飛沫は環境に落ちたら感染力がないため、環境は日常の清掃（洗浄剤）でよい。 ・ドアは開けておいてよい。
《空気感染予防策》 ・医療従事者は、N95 マスクを装着する。 ・患者はサージカルマスクを装着（飛沫防止）する。 ・部屋のドアは閉めておく。 ・ヘパフィルタ内蔵の空気清浄機で換気する。 ・院内に通じる換気、空調は止める。 ・空調は陰圧が望ましい。 ・病室の換気状態は常に適正であること。 ・ネブライザーを使用しない等、飛沫核を発生させない工夫をする。

院内感染予防の目的は何なの？

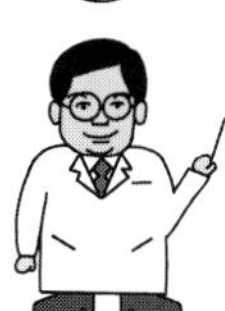

院内感染予防の目的は、患者と医療従事者を感染から防ぐことだよ。
結果的に、医療の質を向上する、患者の満足度を高める、感染による医療コスト削減する、訴訟のリスクを減らすことにつながるよ。

感染予防対策はどうする？

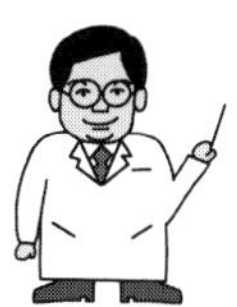

感染予防対策の基本は標準予防策（スタンダードプレコーション）だよ。

感染経路別予防策について教えて！

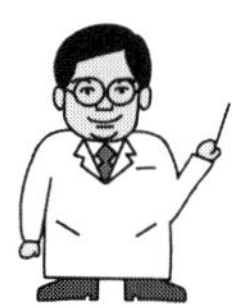

感染を予防するためには、標準予防策（スタンダードプレコーション）に空気・飛沫・接触の防止策を併せて行うとよいのだよ。

d. リスク対策

医療事故のリスク対策はどうするの？

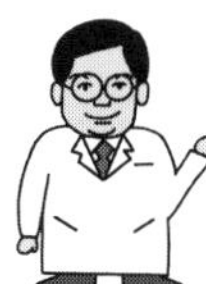

リスク対策を行わなければ、同じ医療事故が起こるよ。
医療事故には、一般X線撮影、ポータブル撮影、X線TV透視検査、血管造影検査、CT検査、MRI検査、超音波検査などがあるよ。
ヒヤリ・ハットは、患者間違い、部位間違い、検査間違い、検査準備、造影剤・検査薬、撮影条件、画像処理、機器、患者管理などに関するものが多々あるよ。
次のような防止対策が考えられるよ。

医療事故の防止対策	
一般Ｘ線撮影	・患者撮影技術を習得し、被曝低減に努める。 ・患者の氏名を十分に確認して撮影する。 ・一般状態の悪い患者の介助は、十分に注意しながら行う。 ・患者の転倒・転落を防止するための適切な介助と観察を行う。 ・撮影台など危険な箇所は改善する。 ・患者の動きには常に目配り、気配りを行い、患者が退室するまで気を抜かない。 ・妊娠可能年齢の女性に対して妊娠の有無を確認をする。 ・新生児や乳児の撮影はできるだけ２名以上で行う。 ・脱衣や装飾品などは取り外す必要性があることを説明し、患者の同意をとる。 ・機器等の日常点検（始業、終業）を実施する。
ポータブル撮影	・装置の移動は前後左右を確認しながら慎重に行う。 ・撮影準備は患者の病状と周辺物品の位置を確認しながら行う。 ・患者の氏名を十分に確認して撮影する。 ・新生児や乳児の撮影はできるだけ２名以上で行う。 ・一般状態の悪い患者の介助は十分に注意しながら撮影する。 ・院内感染防止を徹底する。 ・機器等の日常点検（始業、終業）を実施する。
Ｘ線TV透視検査	・患者の氏名を十分に確認して撮影する。 ・転倒・転落を防止する適切な介助と観察を行う。 ・撮影台の昇降時や起倒時には患者に声をかけ、安全を確認しながら行う。 ・一般状態の悪い患者や重症患者の検査は複数人で介助しながら行う。 ・患者に鎮痙剤や造影剤などの有害事象が現れたら、早急に適切な処置を行う。 ・脱衣や装飾品などは取り外す必要性があることを説明し、患者の同意をとる。 ・使用前には装置の保守点検を行う。
血管造影検査	・患者の氏名を十分に確認する。 ・転倒・転落を防止する適切な介助と観察を行う。 ・自動注入器の条件設定は指差し呼称を厳守する。 ・患者の一般状態を把握し、常に声をかける。 ・造影剤の有害事象に対応できるように十分な救急体制と対応マニュアルを整備する。 ・自動注入器やＸ線装置の安全動作確認などの保守点検を行う。 ・Ｘ線装置や関連器具の操作法を習熟する。 ・手技の清潔操作に配慮する。 ・使用前には装置の保守点検を行う。 ・被曝線量の低線量化をはかる。

CT検査	・検査時には抑制帯を用いて患者を必ず固定する。 ・患者の寝台への乗り降り時には必ず介助する。 ・患者の転倒・転落を防止する適切な介助と観察を行う。 ・自動注入器による造影剤の注入は確実に行い、検査中は患者を十分に観察する。 ・造影剤の有害事象に対応できるように十分な救急体制と対応マニュアルを整備する。 ・脱衣や装飾品などは取り外す必要性があることを説明し、患者の同意をとる。 ・使用前には装置の保守点検を行う。
MRI検査	・患者の MRI 室への入室は磁性体金属の検査を厳重に行う。 ・金属探知器を設置する。 ・検査の禁忌事項を徹底させる。 ・転倒・転落を防止する適切な介助と観察を行う。 ・ストレッチャなどは非磁性体のものを常時準備しておく。 ・患者にインフォームド・コンセントを行う。 ・造影検査時には患者に十分な説明を行い、同意を得る。 ・検査中の患者監視システムを強化する。
超音波検査	・患者の転倒・転落に注意する。

e. その他

その他、医療行為による医療事故はどんなものがあるの？

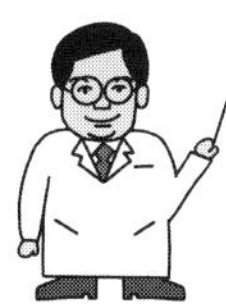

次のような事例があるよ。
代表的な事例で、消化管 X 線検査、核医学検査、放射線治療に関するものをあげるね。

医療行為による医療事故の事例	
消化管X線検査（胃健康X線検査中の受診者の転落事故）	胃健康診断の X 線で撮影中に受診者が転落し、死亡した。X 線撮影をする際に、転落防止用の肩当てが装着されていないにもかかわらず、監視窓や監視モニタの映像を確認する業務上の注意義務を怠り、撮影台から転落させ、技師が落下後に撮影台を動かしたため女性は台と検診車の壁に頭を挟まれた。その結果、頭蓋底骨折に伴う脳動脈損傷による出血性ショックで受診者が死亡した。対策として、事前に患者に検査の説明を行い、検査中には受診者の様子を確認する必要がある。

核医学検査 （検査代からの患者の落下事故）	患者が検査台から落ち、動いている検査機器に上半身を挟まれ死亡した。死因は窒息死だった。患者は体の周囲を撮影機器が回転するガンマカメラで肺の検査を受けていた。胸、腹、脚を検査台に固定していたが、開始直後に患者が動き出し、機器に巻き込まれた。技師がすぐに機械を止めたが、胸や腹を圧迫されており亡くなった。対策は、転倒・転落を防止するように患者に適切な介助と観察を行うこと、検査中の患者が落下しないように抑制帯を常用すること、SPECT 検査時など装置の確実な操作を行うこと、患者に検査内容の説明行うこと、RI 医薬品の注射直前や検査前に患者をフルネームで確認する、装置の使用前に保守点検を行うなどである。
放射線治療 （線量評価ミスによる過剰照射）	病院では患者に照射を実施した。放射線治療後の患者が直腸炎を発症し、この原因は放射線治療の有害事象と考えられた。主治医は放射線科で過去の照射録によって患者の投与線量を確認した。その結果、照射録から 1.28 ～ 1.11 倍の線量が過剰に照射されていることがわかった。この原因を調べると、癌病巣に対する投与線量の基準点の考え方が医師と診療放射線技師の両者で異なっていたことであった。投与線量基準点には 2 通りの考え方ある。1 つ目の方法は投与線量の基準点の評価法は ICRU レポートに明記されている方法であり、2 つ目の方法は、定位放射治療や IMRT に用いられる方法である。この事例では、診療放射線技師が行っていたアイソセンタの位置であり、一般的な方法である。病院では、放射線治療医はグローバルスポットのある領域に投与線量基準点を指示したつもりであった。一方、診療放射線技師は患者の体厚中心（アイソセンタ）で投与線量基準点を評価した。この両者の投与線量基準点の考え方の違いが、MU 値計算に違いを発生させ、過剰照射につながったと考えられた。事故対策は、医師同士の交代時による手順マニュアルの引継を行うこと、ICRU レポートなどの線量表示法を修得すること、医師は治療中の患者の診察を行い、問題があれば診療放射線技師にフィードバックすること、MU 計算では、コンピュータの出力結果は手計算などを用いて必ず複数人で確認すること、医師や診療放射線技師は可能な限り学会などに出席して教育を受けることなどである。

B. 医療機器および器具によるリスク

a. 放射線診断

放射線診断で医療機器および器具によるリスクには何があるの？

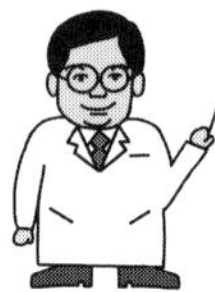

次のことが考えられるよ。

放射線診断の医療機器および器具によるリスク	
単純 X 線撮影装置・器具 ポータブル撮影装置・器具 乳房 X 撮影装置・器具	・検査が中止になる。 ・画像診断ができない。管球支持体の懸垂のゆるみ ・管球の落下により重大事故になる。 ・立位台のガタつきや支持棒の緩みで転倒が起きる。 ・臥位ロック不備で起き上がり時に転倒・転落が起きる。 ・適切な放射線被曝管理ができない。 ・不適切な X 線照射が行われる。 ・不適切な画像が提供される。 ・適切な画像診断ができず、誤診の原因になる。
X 線透視造影検査装置・器具 血管造影検査装置	・医療機器の品質、有効性および安全性の確保ができない。 ・患者固定具の不備により、転倒転落の危険性がある。 ・適切な放射線被曝管理ができない。 ・不適切な X 線照射が行われる。 ・不適切な画像が提供される。 ・適切な画像診断ができず、誤診の原因になる。
CT 検査装置・器具	・医療機器の品質、有効性および安全性の確保ができない。 ・適切な放射線被曝管理ができない。 ・不適切な X 線照射が行われる。 ・不適切な画像が提供される。 ・データ管理ができない。
MRI 検査装置・器具	・医療機器の品質、有効性および安全性の確保ができない。 ・適切な画像診断ができず、誤診の原因になる。 ・データ管理ができない。
超音波検査装置・器具	・医療機器の品質、有効性および安全性の確保ができない。 ・適切な画像診断ができず、誤診の原因になる。 ・データ管理ができない。

b. 放射線治療

放射線治療で医療機器および器具によるリスクには何があるの？

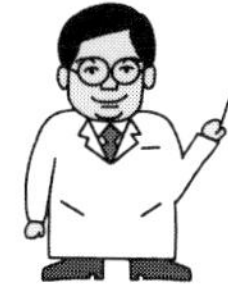

次のことが考えられるよ。

放射線治療の医療機器および器具によるリスク	
放射線治療装置・器具	・医療機器の品質、有効性および安全性の確保ができない。 ・不適切な照射になる。 ・誤照射になる。 ・線量誤差や幾何学的な誤差を生じる。 ・適切な品質が維持できない。 ・治療計画通りの照射ができない。 ・データ管理ができない。

c. 核医学検査

核医学検査で医療機器および器具によるリスクには何があるの？

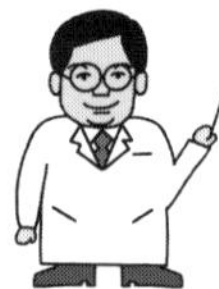

次のことが考えられるよ。

核医学検査の医療機器および器具によるリスク	
核医学検査装置・器具	・医療機器の品質、有効性および安全性の確保ができない。 ・適切な画像診断ができず、誤診の原因になる。 ・データ管理ができない。

核医学検査リスクには何があるの？

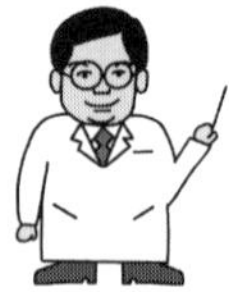

次のことが考えられるよ。

核医学検査	
事故	・患者の検査で再撮影などが起きる。 ・検査・治療台からの転落事故や患者の転倒が起きる。
機器管理	・監視カメラ、インターホン、緊急コールボタンなどの不具合により、初期救命処置の遅れにより、患者の容態が重症化する。
	・検査・治療中に機器故障や不具合で、検査や治療の中止や事故が起きる。 ・当該装置の品質および安全対策への対応が不十分となる。
放射線被曝管理	・適切な放射線被曝管理ができない。 ・不適切な照射が行われる。
医用画像情報管理	・画像不備のまま診療が行われ、事故になる。 ・誤診断、診断・治療の遅延、機能の停止が起きる。

d. その他

その他で医療機器および器具によるリスクには何があるの？

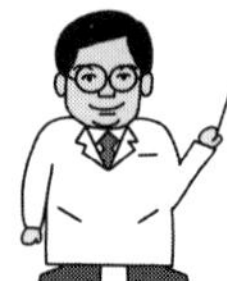

超音波検査の装置について話すね。
次のことが考えられるよ。

その他の医療機器および器具によるリスク	
超音波査装置・器具	・医療機器の品質、有効性および安全性の確保ができない。 ・適切な画像診断ができず、誤診の原因になる。 ・データ管理ができない。

【問題 3】 X線撮影による医療事故の防止対策でないのはどれか。

1. 撮影技術を習得し被曝低減に努める。
2. 患者の氏名を十分に確認して撮影する。
3. 妊娠可能年齢の女性に対して妊娠の有無の確認を行う。
4. 患者の転倒・転落を防止するための適切な介助と観察を行う。
5. 脱衣や装飾品などは取り外す必要性があるが患者の同意は不要である。

【解説 3】

1. 撮影技術を習得し被曝低減に努める。 → × 事故防止対策
2. 患者の氏名を十分に確認して撮影する。 → × 事故防止対策
3. 妊娠可能年齢の女性に対して妊娠の有無の確認を行う。 → × 事故防止対策
4. 患者の転倒・転落を防止するための適切な介助と観察を行う。 → × 事故防止対策
5. 脱衣や装飾品などは取り外す必要性があるが患者の同意は不要である。 → ◯
   脱衣や装飾品などは取り外す必要性があることを説明し、患者の同意をとる。

C. 医薬品によるリスク

a. 血管内造影剤

造影剤ってなぁ～に？

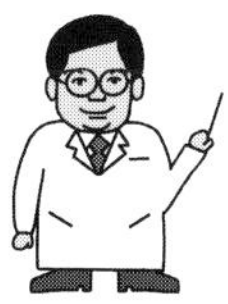

造影剤は、病変の描出（検出）と鑑別のため正常組織（臓器）との間でコントラストをつけることだよ。

造影剤の条件ってなぁ～に？

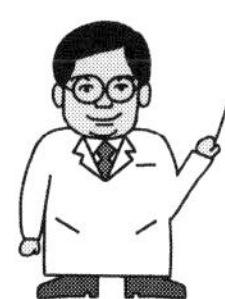

造影剤の条件は次のことが必要だよ。

造影剤の条件
・周囲組織との X 線吸収差が大きいこと
・毒性がなく、有害事象が少ないこと
・検査後に、排出と吸収が迅速であること
・経口的に用いるものは飲みやすいこと

造影剤はどのように分類しているの？

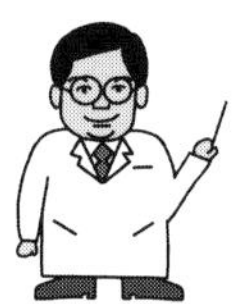

造影剤には、血管内投与用、消化管投与用、脊髄内投与用、MRI 用、心臓超音波検査用などがあるよ。
次のように分類されているよ。

投与	内容
血管内投与用	・静脈に投与することで血管の豊富な組織を強調するほか、動脈の特定の部位に注入して透視することで動脈の血流を観察するのに使用する。 ・非イオン性水溶性ヨード造影剤、水溶性ヨード造影剤、低浸透圧水溶性ヨード造影剤などが用いられる。 ・静脈内投与用は、造影 CT、尿路造影、胆道系造影に用いられる。 ・動脈内投与用は、心血管系・腹部血管系の血管造影に用いられる。
消化管投与用	・経口から飲むほか、消化管内に挿入したチューブから注入したり、肛門から注入するなど、検査目的に応じて使用される。 ・水に不溶性の硫酸バリウムと水溶性のヨード系のものがある。 ・消化管穿孔がある場合（疑われる場合）には不溶性のものは使用できない。 ・硫酸バリウム、ガストログラフィン®がある。 ・そのまま糞便中に排泄される。
脊髄内投与用	・腰椎穿刺により注入する。血管の造影剤同様にメトリザミドなどの非イオン系のヨード造影剤が用いられるが、現在では MRI の方が広く用いられる。
MRI用	・ガドリニウム化合物は MRI の強い T_1 短縮効果を持ち、T_1 強調画像で高信号を示すため、陽性造影剤として使用される。
心臓超音波検査用	・心臓内の血液の流れを可視化するため、マイクロバブルを含む超音波造影剤を静脈注射、また発泡剤を投与することで造影剤とすることがある。

造影剤の使用で注意することには何があるの？

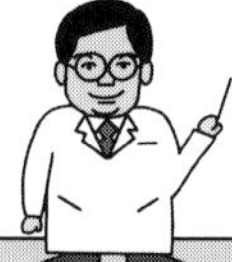

造影剤の使用にあたっては次のことを考える必要があるのだよ。

造影剤の使用
・患者に発生するリスクと造影剤の使用によって得られる有益性（診断情報）とのバランスを評価する。 ・診断情報は、造影検査と同じか、あるいはそれ以上の有用な検査法と比較し検討する。 ・造影剤投与が臨床的に妥当性のあるものかどうかを確認する。 ・病院は造影剤使用基準に基づいて実施し、患者の同意書を取得する。 ・造影剤の有害事象が発生した場合、迅速に処置できるように有害事象の症状を熟知する。 ・医療スタッフは適切な教育を受ける。 ・医師と診療放射線技師の診療と救急医療に対する継続的な訓練を行う。 ・救急医療装置・器具と各種の救急用薬剤を準備しておく。 ・救急装置の精度保持のためにコントロールプログラムを作成する。 ・有害事象の発現の可能性を想定し、救急処置方法を熟知し、対応できる状態にしておく。

造影剤の種類には何があるの？

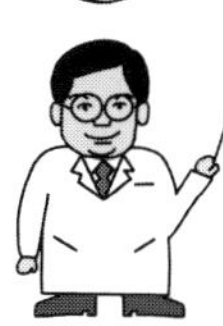

陽性造影剤と陰性造影剤があるよ。
もっぱら陽性造影剤が使用されているね。
それぞれの造影剤の特徴は次の通りだよ。

造影剤の特徴	
陽性造影剤	・原子番号が大きい。 ・投与すると周辺臓器より X 線吸収が増大し、コントラストが強調される。 ・硫酸バリウムやヨード造影剤が用いられる。
陰性造影剤	・低密度（空気、二酸化炭素など）である。 ・投与すると周辺臓器より X 線吸収が低下し、コントラストが強調される。

陽性造影剤ってなぁ〜に？

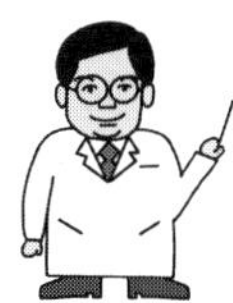

陽性造影剤には、ヨード造影剤が用いられ、油性造影剤と水性造影剤があるよ。

陽性造影	
油性ヨード造影剤	リピオドール®480 注 10LA 1 アンプル中、ヨード化ケシ油脂肪酸エチルエステル 10 mL にヨウ素 44.8 g（23w/w%）を含有 リンパ系・子宮卵管造影用 禁忌：ヨウ素に対し過敏症のある者
水性ヨード造影剤	ベンゼン環のモノマー型、ダイマー型がある。 イオン性（高浸透圧）と非イオン性（低浸透圧）がある。

血管内造影剤には何があるの？

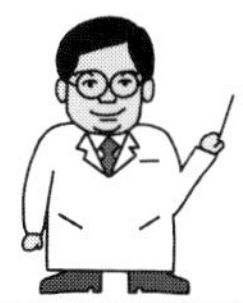

血管内造影剤は次のように分類されているよ。

投与	内容
血管内投与用	・静脈に投与することで血管の豊富な組織を強調するほか、動脈の特定の部位に注入して透視することで動脈の血流を観察するのに使用する。 ・非イオン性水溶性ヨード造影剤、水溶性ヨード造影剤、低浸透圧水溶性ヨード造影剤などが用いられる。 ・静脈内投与用は、造影 CT、尿路造影、胆道系造影に用いられる。 ・動脈内投与用は、心血管系・腹部血管系の血管造影に用いられる。

ヨード造影剤の有害事象には何があるの？

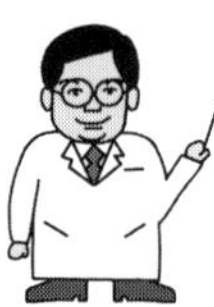

造影剤による有害事象には、アナフィラキシー様、アレルギー様、または特異体質性があるのだよ。
非特異体質性には、化学毒性、浸透圧毒性、臓器特異的毒性、および血管運動性があるよ。
複合型または臓器特異性もあるよ。
造影剤は患者の体内に投与した場合には異物だよ。
生体にとって悪心、嘔吐、熱感、疼痛、血圧低下、蕁麻疹、気管支痙攣が引き起こされることもあり、重篤な有害事象がもたらされる場合もあるよ。

造影剤による有害事象	
アナフィラキシーショック	・造影剤も例外ではなく、アナフィラキシーショックを起こすリスクは他の薬剤に比べやや高い。 ・血管に投与するタイプなどの一部の造影剤は、体内に投与されると体が熱く感じるが、これは血管が広がり、血行が良くなることにより起こるためである。
造影剤腎症	・ヨード造影剤は大部分が尿中排泄され、主に血管収縮による虚血と近位尿細管障害により腎毒性を引き起こす。 ・特にイオン性のものは浸透圧性が高く、非イオン性より腎臓に負荷がかかりやすいとされている。造影剤関連急性腎障害とも呼ばれる。
ヨウ素過敏症	・一過性の甲状腺機能亢進症を発症することがある。

造影剤による臓器別有害事象

臓器	有害事象
中枢神経系	頭痛、錯乱、めまい、痙攣
消化器	嘔気、嘔吐、下痢
皮膚	疼痛、腫脹、熱感、紅斑、蕁麻疹
腎臓	尿量減量、高血圧
心臓	不整脈、心臓不全収縮、高血圧
呼吸器	気管支痙攣（呼吸困難）、喉頭痙攣

ヨード造影剤の有害事象の発生率の割合はどのくらいなの？

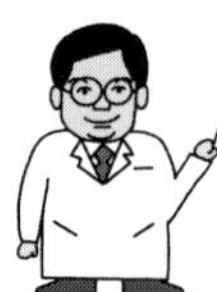

次のことが指摘されているよ。

ヨード造影剤による有害事象の発生率
・軽度なものから重篤なものまで含めて 4%程度
・軽度な症状は 3%
・中等度な症状は 1%
・重篤な症状は 0.05%
・死亡は 0.0025%程度
・造影剤による 100 万人当たりの死亡率（人）は、イオン性造影剤 3.9 人、非イオン性造影剤 2.1 人

ヨード造影剤の使用に際して必要なことは何なの？

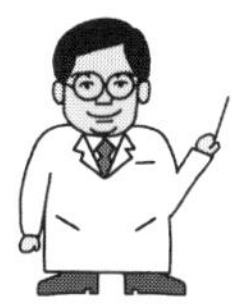

医師は造影検査に際し、患者に十分にインフォームド・コンセントを行い、患者が造影剤の副作用を納得したうえで検査を行うべきだよ。
問診を手助けする説明文書を患者に事前に配布し、理解させるようにもすべきだね。

b. 消化管造影剤

消化管造影剤には何が使用されているの？

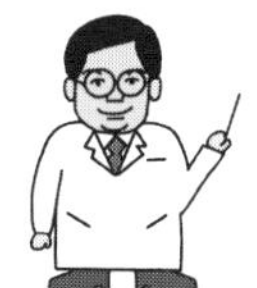

硫酸バリウム（ゾル状製剤）、ガストログラフィン® が用いられるよ。
ガストログラフィン® はヨードのアミドトリゾ酸 Na メグルミンだよ。

硫酸バリウム（ゾル状製剤）の特徴を教えて！

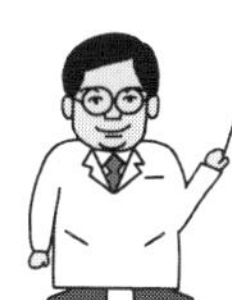

特徴は次の通りだよ。

硫酸バリウム（ゾル状製剤）の特徴
・消化管（胃、大腸）検査に用いられる。
・X 線吸収率が高く、造影能が大きい。
・硫酸バリウム濃度は 100 ～ 130 W/V%、使用量は 175 ～ 275 ml である。
・胃（腸）内での流動性・拡散性・付着性が適度に良好である。
・胃液（胃酸）・腸液により、凝集を生じない。
・物質の変化が少ない。保存時に沈降していても、短時間で手際良く混濁される。
・胃内壁粘膜に薄く均一に付着し、辺縁がムラなくシャープに描出される。
・胃小区の描出に優れている。

・飲用後に、胃内で気泡を形成しない。
・無菌である。
・手軽に使用できる。
・飲みやすい。
・併用剤（消泡剤・発泡剤・下剤など）による副作用を起こさない。
・高齢者は消化管運動機能が低下していることが多いので、腹痛・排便困難などを起こさない。
・硫酸バリウムに精製水と添加物等を加えている。
・一般的に硫酸バリウムに対して 1.0 ～ 6.0%量の添加物が使用される。
・添加物として種々の目的のために数多くのものが使用されるが、分散剤の使用は不可欠である。
・ゾル製剤の場合はさらに懸濁安定化剤の使用も必要である。
・硫酸バリウム粒子は非常に小さな粒子であり、凝集して二次粒子を作りやすいので、その二次粒子を一次粒子にするために分散剤の使用が必要である。

ガストログラフィン®の特徴を教えて！

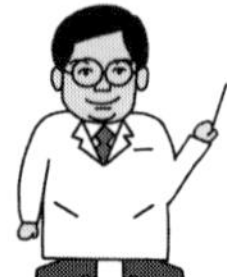

特徴は次の通りだよ。

ガストログラフィン®の特徴

・硫酸バリウムを使用できない場合に使用する。
・ガストログラフィン®は、造影 CT の際に血管内に投与される低浸透圧非イオン性造影剤ではなく、高浸透圧性イオン性造影剤に分類される。
・浸透圧は 1,700 mOsm/L、生理食塩水に対する浸透圧比は約 9 と非常に高い。
・脱水症状のある患者は、症状が悪化するおそれがあるため、慎重に投与しなければならない。
・高緊張液であるので、水または電解質代謝に異常のある患者に投与す場合は、あらかじめ適切な処置を行う必要がある。
・気道内への誤嚥に注意が必要であり、誤嚥により呼吸困難、肺水腫等を引き起こすおそれがあるので、誤嚥を引き起こすおそれのある患者（高齢者、小児、嚥下困難、意識レベルが低下した患者等）に経口投与する際には観察を十分に行い注意することが必要である。

硫酸バリウム（ゾル状製剤）の禁忌事項を教えて！

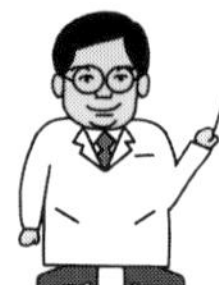

次の通りだよ。

硫酸バリウム（ゾル状製剤）の禁忌事項

・消化管の閉塞または狭窄およびその疑いのある者
・消化管に穿孔またはろう孔およびその疑いのある者
・消化管に急性出血のある者
・急性虫垂炎の疑いのある者
・著しく全身衰弱している者

ガストログラフィン®を使用するのはどういうときなの？

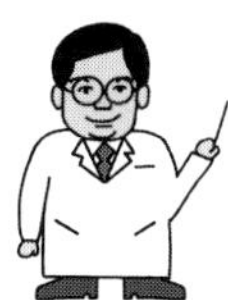

ガストログラフィン®はショック（0.1%未満）を起こすことがあるので、観察を十分に行い、このような症状が現れた場合には中止し、適切な処置を行うことが必要だよ。次の通りだよ。

ガストログラフィン®の使用
次の場合の消化管撮影に用いられる。 ・狭窄の疑いがあるとき ・急性出血 ・穿孔のおそれのある時（消化器潰瘍、憩室） ・その他、外科手術を要する急性症状時 ・胃および腸切除後（穿孔の期間、縫合不全） ・内視鏡検査法実施前の異物および腫瘍の造影 ・胃、腸ろう孔の造影

c. 造影剤使用の考え方

造影剤使用の考え方を教えて！

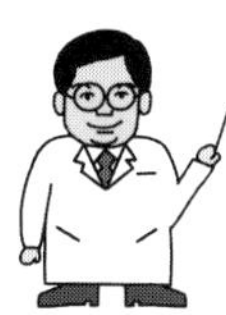

造影剤のリスクは軽度の症状から重度の症状のものまであるよ。
以下に、造影剤使用の考え方を述べるよ。

造影剤使用に対する考え方
・患者に発生するリスクと造影剤の使用によって得られる有益性（診断情報）とのバランスを評価する。 ・診断情報は、造影検査と同じか、あるいはそれ以上の有用な検査法と比較し検討する。 ・造影剤投与が臨床的に妥当性のあるものかどうかを確認する。 ・病院は造影剤使用基準に基づいて実施し、患者の同意書を取得する。 ・造影剤の有害事象が発生した場合、迅速に処置できるように有害事象の症状を熟知する。 ・医療スタッフは適切な訓練を受ける。 ・医師と診療放射線技師の診療と救急医療に対する継続的な訓練を行う。 ・救急医療装置・器具と各種の救急用薬剤を準備しておく。 ・救急装置の精度保持のためにコントロールプログラムを作成する。 ・有害事象の発現の可能性を想定し、救急処置方法を熟知し、対応できる状態にしておく。

d. 造影剤使用のリスク要因

造影剤のリスク要因には何があるの？

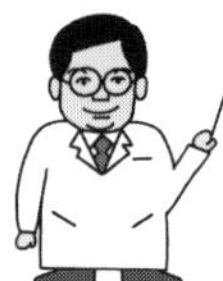

以下に、造影剤のリスク要因を述べるよ。

造影剤に関するリスク要因
造影剤による有害事象の主な危険因子を下記に示す。 ・造影剤による有害事象歴 ・気管支喘息、薬剤アレルギー歴 ・心疾患、腎障害、脱水症状 ・高齢者、乳幼児 ・一般状態の不安定な患者

e. 造影剤のリスク対応

造影剤のリスク対応を教えて！

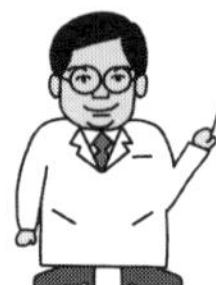

以下に、造影剤のリスク対応を述べるよ。

造影剤に関するリスク対応
・患者への検査前の指導・頭部、頸部、胸部、骨盤部の検査の場合には、食事は摂取しておいた方が嘔気、嘔吐が減少するとされ、食事制限は行わない。 ・腹部検査の場合は、胆嚢が検査対象となっていることが多く、摂食により胆嚢が収縮し、正しい診断ができないため検査前の食事だけを制限する。 ・検査直前の説明が患者の不安を取り除くことになるので、検査開始にあたり医師あるいは看護師、診療放射線技師が患者の体調や問診票の内容を確かめ検査手順について説明する。 ・検査開始時には、静脈経路を確保し、正しく穿刺されているか、漏れていないかをチェックすること。

f. 放射性医薬品

放射射性医薬品のリスクには何があるの？

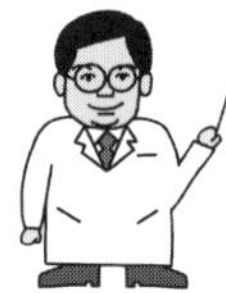

様々な種類の放射性医薬品が核医学検査に用いられているね。
放射性医薬品のリスクは**放射線被曝**だよ。

放射性医薬品の管理はどうすればよいの？

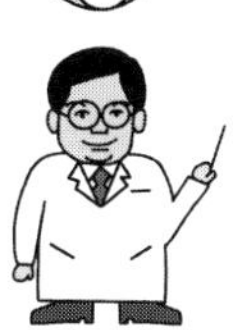

盗難などに合わないように安全体制の確立が必要だよ。
放射性医薬品の発注・納品、保管、廃棄を厳格に管理する必要があるよ。
放射性医薬品の使用状況は使用記録簿に記載する必要があるよ。

g. その他

MRI 検査に用いられる造影剤には何があるの？

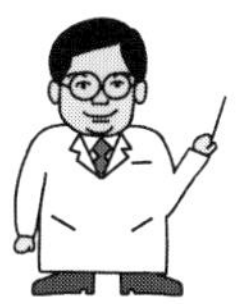

ガドリニウム製剤が用いられているね。

MRI 用造影剤には有害事象があるの？

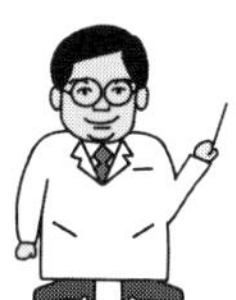

軽い有害事象と重い有害事象があるよ。
次の通りだよ。

MRI 用造影剤（ガドリニウム製剤）の有害事象	
軽度の有害事象	吐き気、嘔吐、かゆみ、めまい、血管外漏出
重度の有害事象	アナフィラキシーショック、呼吸困難、血圧低下、意識消失

MRI 用造影剤の禁忌とは何なの？

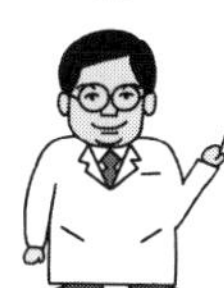

次の通りだよ。

MRI 用造影剤の禁忌
・過去の MRI 造影剤に対し有害事象が出やすい場合、造影剤が使用できない場合
・気管支喘息のある者
・アレルギーのある者
・腎機能の低下している者

超音波検査に用いられる造影剤には何があるの？

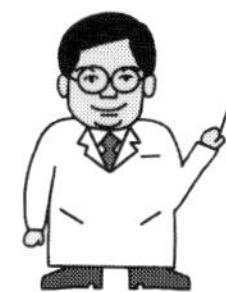

ソナゾイド®（ペルフルブタンマイクロバブル）が用いられているね。

超音波検査用造影剤には有害事象があるの？

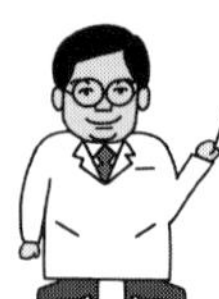

軽度の有害事象と重度の有害事象があるよ。
次の通りだよ。

超音波検査用造影剤の有害事象	
軽い有害事象	発疹、発赤、頭痛、下痢、口渇、嘔吐、腹痛、熱感、下肢冷感
重い有害事象	アナフィラキシーショック、呼吸困難、血圧低下、意識消失

超音波検査用造影剤の注意事項は何なの？

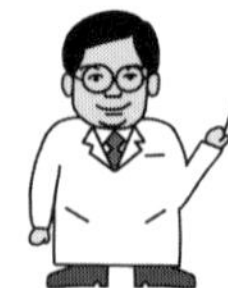

次の通りだよ。

超音波検査用造影剤の注意事項
・妊婦、妊娠している可能性のある婦人には診断上の有益性が危険性を上回ると判断される場合にのみ投与すること。 ・妊娠中の投与に関する安全性は確立されていない。 ・授乳中の婦人に対する投与は避けること。 ・やむを得ず投与する場合には、授乳を避けること。 ・授乳中の投与に関する安全性は確立されていない。 ・小児等（低出生体重児、新生児、乳児、幼児または小児）に関する安全性は確立されていない。 ・本剤による超音波検査と同日の腹腔鏡検査、発泡剤を使用したバリウム検査などの消化管検査は避けること。 ・本剤は、静脈内投与のみに使用し、動脈内投与は行わないこと。

胃検査に用いる発泡剤とは何なの？

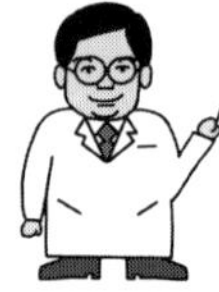

発泡剤の主成分は、炭酸ナトリウム、酒石酸のような有機酸または酸性有機酸と少量のシリコン樹脂や芳香甘味料が加えられているよ。
顆粒や錠剤として市販されているよ。
発泡剤を造影剤の前に 3 ～ 5 g（ガス量 200 ～ 400 ml）飲む方法と、造影剤の後に飲む方法があるよ。
発泡剤の条件は、次の通りだよ。

発泡剤の条件
・必要なガス量が容易に得られること
・投与が簡単で胃の中で発泡すること
・造影剤に影響を与えないこと
・品質が安定していること
・胃内に気泡が残らないこと

胃検査に用いる消泡剤ってなぁ～に？

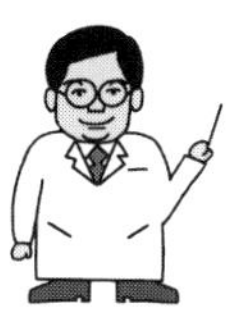

造影剤が高濃度になり、また二重造影像で体位変換や空気量不足により、発泡剤追加時に小さい気泡が出ることが多く、読影時に支障をきたすので消泡剤を使用するところが多いのだよ。
成分は、ジメチルポリシロキン（ジメチコン）だよ。
使用により粘着・付着が悪くなるので使用量に注意がいるよ。

胃検査に用いる鎮痙剤ってなぁ～に？

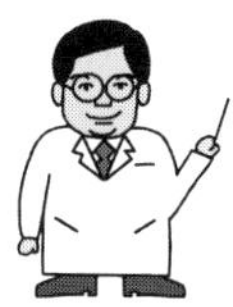

胃腸の緊張を緩和するのだよ。
それだけでなく、胃痛、腹痛に効果があるよ。
出血性大腸炎、緑内障、前立腺肥大症、麻痺性イレウス患者、本剤の過敏症者は禁忌だよ。
有害事象として、発疹、発赤、かゆみ、頭痛、排尿困難など、まれにアナフィラキシーがあるよ。

【問題 4】 陽性造影剤の特徴で正しいのはどれか。2 つ選べ。

1. 原子番号は小さい。
2. 有害事象は発生しない。
3. コントラストが強調される。
4. 周辺臓器と X 線吸収は同じである。
5. ヨウ素に対し過敏症のある者は禁忌である。

【解説 4】

1. 原子番号は小さい。 → × 原子番号大きい
2. 有害事象は発生しない。 → × 有害事象は発生する。
3. コントラストが強調される。 → ○
4. 周辺臓器と X 線吸収は同じである。 → × 周辺臓器より X 線吸収が増大する。
5. ヨウ素に対し過敏症のある者は禁忌である。 → ○

3. 救急医療（合併症治療を含む）

A. 救急疾患の診断

a. 臨床所見

救急医療ってなぁ～に？

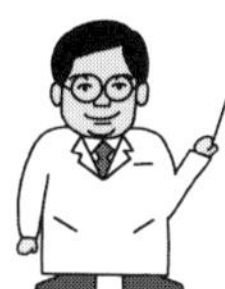

救急医療とは外傷や感染などの疾病、すなわち急性病態を扱う医療のことだよ。

臨床所見ってなぁ～に？

臨床所見とは、患者の自覚症状、他覚症状、視診、触診などの診察結果のことだよ。

救急疾患の診断ってなぁ～に？

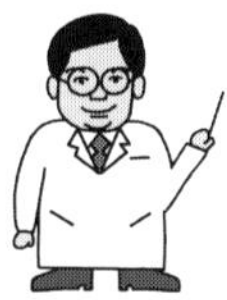

救急医療の画像診断は、「killer disese の鑑別診断」を念頭に実施する必要があるのだよ。複数の医師、さらに診療放射線技師とのチーム医療において killer disese の見落としがないように読影などを行う必要があるよ。
killer disese とは、見落とすと死につながる疾患のことだよ。

killer disese には、どんな疾患があるの？

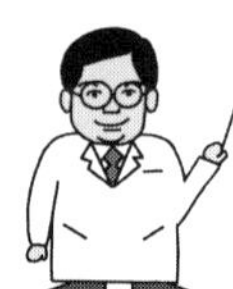

様々な疾患と症候があるよ。
次の通りだよ。

症候	疾患
ショック	循環血液減少性ショック（消化管出血、腹腔内出血） 心原性ショック（心筋梗塞、不整脈） 閉塞性ショック（緊張性気胸、肺塞栓） 血管分布異常性（アナフィラキシー、敗血症）
体重減少、るい痩	悪性腫瘍、結核、脱水、甲状腺機能亢進症
発疹	薬剤性過敏症症候群、毒素性ショック症候群、壊死性筋膜炎、Stevens-Johnson 症候群（皮膚粘膜眼症候群）
黄疸	急性肝炎、肝硬変、化膿性胆管炎、溶血性貧血
発熱	敗血症、細菌性髄膜炎、感染症心内膜炎、血管炎
もの忘れ	慢性硬膜下血腫、正常性水頭症、脳炎、低血糖
頭痛	脳出血（クモ膜下出血）、細菌性髄膜炎、急性緑内障発作、脳腫瘍
めまい	脳幹・小脳出血、不整脈、低血糖、脱水
意識障害、失神	肺塞栓、大動脈解離、くも膜下出血、消化管出血
痙攣発作	脳血管障害、てんかん、電解質異常、低血糖
視力障害	脳血管障害、側頭動脈炎、緑内障、網膜剥離

胸痛	急性冠症候群、大動脈解離、緊張性気胸、肺塞栓症
呼吸困難	異物誤嚥、気管支喘息発作、肺塞栓症、急性心不全
吐血・喀血	食道静脈瘤、消化性潰瘍、肺結核、Mallory-Weiss 症候群（食道胃接合部付近の粘膜が破れ出血する疾患）
下血・血便	上腸間膜動脈・静脈閉塞、虚血性腸炎、炎症性腸疾患、直腸潰瘍
嘔気・嘔吐	脳血管障害、急性心筋梗塞、腸閉塞、消化性潰瘍
腹痛	腹膜炎、腸間膜虚血、大動脈解離、腹部大動脈瘤破裂
便通異常	腸閉塞、感染性腸炎、アナフィラキシー、甲状腺クリーゼ
腰・背部痛	脊椎感染症、腹部大動脈瘤、大動脈解離、腎梗塞
関節痛	急性化膿性関節炎、感染性心内膜炎
運動麻痺・筋力低下	脳血管障害、Guillain-Barre 症候群（急性免疫性末梢神経障害の代表的疾患）、脳炎、電解質異常
排尿障害	脊髄圧迫、骨盤内潰瘍、急性腎不全、前立腺炎
興奮・せん妄	脳血管障害、脳炎・脳症、敗血症、低血糖
抑うつ	薬物中毒、うつ病、甲状腺機能異常、認知症

b. 検査所見

検査所見ってなぁ～に？

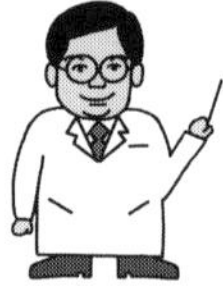

検査所見とは、検査で疾病を追求するうえで必要な証拠だよ。
様々な救急検査があり、その所見によって疾病の原因がわかるよ。
代表的な心電図検査、胸部 X 線検査、胸部 CT 検査、上部消化管内視鏡検査、腹部超音波検査の所見を示すよ。

検査	診断	検査所見
心電図検査	不整脈、狭心症、心筋梗塞	RSA パターン、R 波増高不良、異常 Q 波、I 度房室ブロック、陰性 T、右胸心、右防性 P 波、ST 上昇、ST-T 低下、冠状静脈洞調律、完全左脚ブロック、完全房室結ブロック、QT 間隔延長、境界域 Q 波、左脚前枝ブロック / 左脚後枝ブロック、左室高電位、左防性 P 波、軸偏位、上室性期外収縮、上室頻拍、心室細動、心室頻拍、心房細動、心房粗動、高い T 波、多源性心室外収縮、WPW 症候群、低電位差、洞徐脈、洞性不整脈、洞頻脈、洞房ブロック・洞停止、洞不症候群、II 度房室ブロック、不完全右脚ブロック、平底 T

胸部X線検査	肺炎、肺結核、肺癌、肺気腫、胸水、気胸などの呼吸器疾患	異物、体内のペースメーカ等、右胸心、右側大動脈弓、横隔膜の挙上、横隔膜の腫瘤影、横隔膜ヘルニア、気管狭窄、気管支拡張像、気管支壁の肥厚、気管偏位、気胸、奇静脈葉、胸郭変形、胸郭形成術後、胸郭縦切開後、胸水、胸膜の腫瘤影、胸膜の石灰化像、胸膜肥厚、胸膜プラーク、胸膜癒着、空洞影血管影の走行異常、結節影、索状影、鎖骨骨折、鎖骨の異常影、シャントチューブ、縦隔拡大、縦隔気腫、縦隔の腫瘤影、縦隔の石灰化、縦隔リンパ節腫大、術後変化、腫瘤影、食道裂孔ヘルニア、シルエットサイン、心陰影の拡大、人工気胸術後、浸潤影、ステント留置、脊椎圧迫骨折、脊椎後弯、脊椎側湾、石灰化像、線状影、造影剤残留、大動脈弓の突出、大動脈の拡張像、大動脈の石灰化像、大動脈の蛇行、多発性結節影、多発輪状影、内臓逆位、乳房術後、嚢胞影、肺血管影の減少、肺切除術後、肺動脈拡張、肺の過膨張、肺紋理増強、肺門リンパ節腫大、瘢痕像、班状影、変形性脊椎症、無気肺、線状影、粒状影、リンパ節の石灰化像、漏斗胸、肋骨骨折、肋骨島、肋骨の奇形・変形、肋骨の骨硬化像、肋骨の腫瘤影、肋骨の破壊像
胸部CT画像所見	胸部疾患	コンソリデーション、スリガラス様陰影、空洞、小葉中心性、CT halo sign、Razy-paving-pattern、Moxaic perfusion、Thee-in-bud pattern、線状影、気管支拡張、蜂窩肺、nodule、mass、galaxy sign、ノッチ、air bronchogram、胸膜陥入像、境界明瞭・不明瞭、粒状影、網状影、胸壁浸潤
上部消化管内視鏡検査	食道癌、逆流性食道炎、胃炎、胃潰瘍、胃癌、胃ポリープ、十二指腸潰瘍などの上部消化管の疾病	（食道） 異所性胃粘膜、カンジダ性食道炎、逆流性食道炎、グライコジェニック・アカントーシス、孤立性静脈拡張、食道アカラシア、食道異形成、食道潰瘍食道顆粒細胞腫、食道憩室、食道血管腫、食道脂肪腫、食道静脈瘤、食道乳頭腫、食道平滑筋腫、食道メラノーシス、食道リンパ管腫、食道裂孔ヘルニア、食物残渣、進行食道癌、早期食道癌、その他の悪性腫瘍、良性ポリープ、バレット食道、壁外性圧排所見 （胃） 胃悪性リンパ種、胃アニサキス症、瘢痕、胃潰瘍、胃過形成性ポリープ、胃カルチノイド腫瘍、胃憩室、胃血管拡張症、萎縮性胃炎、胃静脈瘤、胃腺腫、胃底腺ポリープ、胃粘膜下腫瘍、胃 MALT リンパ腫、黄色腫、急性胃粘膜病変、食物残渣、進行胃癌、早期胃癌、その他の悪性腫瘍、腸上皮化生、鳥肌胃炎、ひだ腫大型胃炎、平坦型びらん性胃炎、壁外性圧排所見、迷入膵、幽門狭窄、隆起型びらん性胃炎 （十二指腸） 悪性リンパ腫、異所性胃粘膜・胃上皮化成、十二指腸炎・びらん、十二指腸潰瘍、十二指腸潰瘍瘢痕、十二指腸カルチノイド、十二指腸癌・乳頭部癌、十二指腸狭窄、十二指腸憩室、十二指腸腺腫・乳頭部腺腫、十二指腸ポリープ、粘膜下腫瘍、Brunner 腺腫・過形成、壁外性圧排所見

腹部超音波検査	肝臓、胆嚢、膵臓、腎臓等の腹部疾患の診断	（肝臓） 肝血管異常、肝血管腫、肝脂肪、肝腫瘤、肝内石灰化、肝内胆管拡張、肝内胆管結石、肝嚢胞、肝嚢胞性腫瘍、肝気腫、慢性肝障害 （胆嚢） 胆管拡張、胆管気腫、胆管結石、胆管腫瘍、胆管壁肥厚、胆泥、胆嚢気腫、胆嚢結石、胆嚢腫瘍、胆嚢腫瘤、胆嚢腺筋腫症、胆嚢腫大、胆嚢ポリープ、びまん性胆嚢壁肥厚 （膵臓） 膵萎縮、膵管拡張、膵腫瘍、膵石、膵嚢胞、膵嚢胞性腫瘍、膵の変形、膵腫大 （腎臓） 腎萎縮、腎盂拡張、腎血管筋脂肪腫、腎結石、腎腫瘍、腎腫瘤、腎石灰化、腎嚢胞、腎嚢胞性腫瘍、腎嚢胞性腫瘤、腎の変形、腎腫大、水腎症、多発性嚢胞腎 （腹部大動脈・その他） 胸水、心嚢水、石灰化、脾腫、脾腫瘤、脾嚢胞、脾嚢胞性腫瘍、脾門部異常血管、脾門部腫瘤、腹水、副脾、腹部腫瘍、腹部大動脈瘤、リンパ節腫大

【問題 5】 部位と造影剤の症状の組み合わせで正しいのはどれか。2 つ選べ。

1. 中枢神経系 ――――― 気管支痙攣
2. 消化器 ――――― 疼痛
3. 皮膚 ――――― 蕁麻疹
4. 心臓 ――――― 不整脈
5. 呼吸器 ――――― 頭痛

【解説 5】

1. 中枢神経系 ――――― 気管支痙攣 → × 頭痛、錯乱、目眩、痙攣
2. 消化器 ――――― 疼痛 → × 嘔吐、嘔気、下痢
3. 皮膚 ――――― 蕁麻疹 → ○ 疼痛、腫脹、熱感、紅斑、蕁麻疹
4. 心臓 ――――― 不整脈 → ○ 不整脈、心臓不全収縮、高血圧
5. 呼吸器 ――――― 頭痛 → × 困難、喉頭痙攣

B. 救急疾患の治療

a. 処置法

救命の連鎖ってなぁ～に？

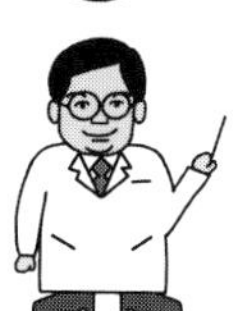

救命の連鎖とは、急変した傷病者を救命し、社会復帰をさせるための行為のことだよ。心停止の予防、心停止の早期認識と予防、一時救命処置、二次救命処置と心拍再開後の集中治療をすばやく繋げることが大切だよ。

心停止の原因には何があるの？

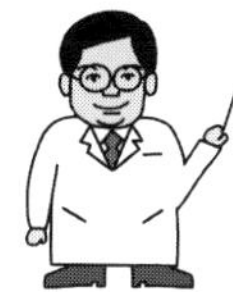

小児では、心停止の原因は外傷、溺水、窒息があるよ。
成人では、急性心筋梗塞、脳卒中、高齢者の窒息、入浴中の事故、熱中症、突然の運動死などが原因として考えられるよ。

救命の早期認識と通報はどうするの？

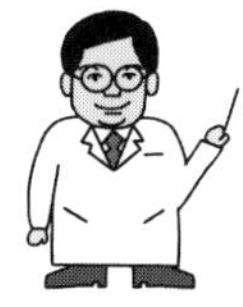

早期認識は、反応ない人を見た場合に心停止を疑うことから始まるのだよ。
直ちに 119 番通報を行うことだよ。

一次救命処置はどうするの？

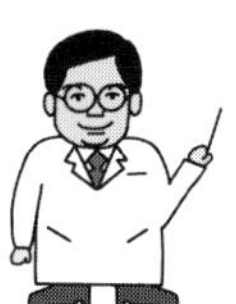

心肺蘇生と AED により停止した心臓と呼吸の動きを補助するのだよ。

二次救命処置はどうするの？

薬物と気道確保器具を用いて傷病者の心拍の再開をめざすのだよ。

b. 投与薬剤

救急医療に使用される薬剤には何があるの？

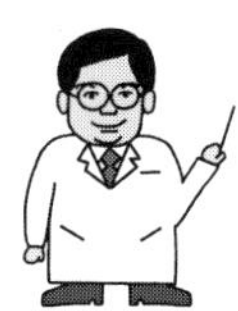

救急医療現場に特化していることは、気道確保のための気管挿管だよ。
そのために薬剤が使用されているよ。
次の薬剤があるよ。

薬剤	効能	使用上の注意（慎重投与）	禁忌
プロポフォール	・全身麻酔の導入と維持 ・人工呼吸中の鎮静	・ASAIII, IV および衰弱患者 ・循環器障害、呼吸器障害、腎障害、肝障害、循環器血液量減少のある患者 ・てんかん発作の既往歴のある患者 ・薬物依存の既往歴のある患者 ・脂質代謝障害の患者、脂肪乳剤投与中の患者 ・高齢者	・本剤に過敏症の人 ・小児
キシロカイン	表面麻酔	・全身状態が不良な患者 ・心刺激伝導障害のある患者 ・重篤な腎障害、肝障害のある患者 ・幼児	・本剤に過敏症の人
ミタゾラム	催眠鎮静	・高度重症患者、呼吸予備力の制限されている患者 ・高齢者 ・肝障害、腎障害のある患者 ・衰弱患者 ・脳に器質的障害のある患者 ・妊婦または妊娠している可能性のある患者、授乳婦 ・低出生体重児、新生児、乳児、幼児、小児 ・重症心不全等の心疾患のある患者 ・重症の水分または電解質障害のある急性期患者 ・手術中の出血量の多い患者、多量の輸液を必要とした患者 ・アルコールまたは薬物乱用の既往のある患者 ・睡眠時無呼吸症候群の患者	・本剤に過敏症の人 ・急性閉塞隅角緑内障の患者 ・重症筋無力症の患者 ・HIV プロテアーゼ阻害剤、エファビレンツ、コビシスタットを含有する薬剤およびオムビタスビル・パリタプレビル・リトナビルを投与中の患者 ・ショックの患者、昏睡の患者、バイタルサインの抑制がみられる急性アルコール中毒の患者
デクスメデトミジン	・集中治療における人工呼吸および離脱後の鎮静 ・局所麻酔下における非挿管での手術および処置時の鎮静	・心血管系障害のある患者 ・心機能が低下している患者 ・循環血流量が低下している患者 ・高齢者 ・低出生体重児および新生児 ・血液浄化を受けている患者 ・薬物依存または薬物過敏症の既往歴のある患者	・本剤に過敏症の人

スキソメトニウム	・麻酔時の筋弛緩 ・気管内挿管時・骨折脱臼の整復時・喉頭痙攣の筋弛緩 ・精神神経科における電撃療法の際の筋弛緩 ・腹部腫瘤診断時	・本剤の分解能または排泄能が低い患者あるいは感受性が高い患者 ・非脱分極性筋弛緩剤で過去にアナフィラキシー反応が生じた患者	・本剤に過敏症の人 ・急性期後の重症の熱傷、急性期後の広範性挫滅性外傷、四肢麻痺のある患者

c. 造影検査

検査前の造影剤投与の患者説明はどうするの？

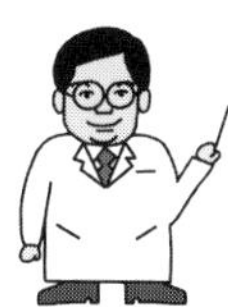

検査直前の説明が患者の不安を取り除くことになるので、検査開始にあたり医師、あるいは看護師、診療放射線技師が患者の体調や問診票の内容を確かめ検査手順について説明する必要があるのだよ。

造影検査前の注意事項には何があるの？

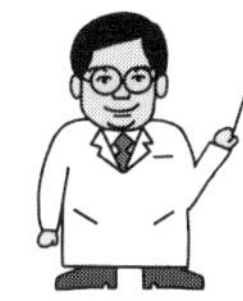

静脈経路を確保し、正しく穿刺されているか、漏れていないかをチェックすることだよ。次の通りだよ。

造影検査前の注意事項
・問診で確認した危険因子があれば、特に注意深く、患者を観察する。 ・注入開始後しばらく患者の側で状態を把握することが大切である。 ・血管系 CT 検査の場合、橈側皮静脈からの注入は、腕を挙上したときに肩の部分で造影剤が停滞することがある。 ・ボーラス性と安定した造影剤の流入を確保するため、脳底静脈に流入する静脈を第一選択とする。 ・肘に血管が見つかりにくいときには、脳底静脈に連続した血管を近くで探す。 ・前腕上部の裏側（伸側）の血管はたいてい脳底静脈に流入するので、これを確保するのもよい。 ・台を頭部の上に置き、両手を挙上させると肩と肘の角度が楽になる。血管確保は確実に行い、造影剤の血管外漏出を予防しなければならない。 ・造影剤注入時には血管外漏出がないことを十分に観察することである。 ・造影剤の注入を始めてから撮影に入るまで最低でも 30 秒ぐらいかかるので、その間に十分観察していれば血管外漏出は防げる。

・造影剤急速静注による dynamic CT では、造影剤注入中は、特に血管外漏出の有無を十分観察し、常に造影剤の注入を中止できるよう配慮しておく必要がある。
・造影剤の血管外漏出に対する対策は、検査前に病棟・外来で留置針を留置し、三方活栓を経由して輸液を確保する。CT 室にて輸液が急速に落下することを確認し、針先の腫脹がないことを確認する。
・三方活栓を切替えて血液の逆流を確認後、造影剤を急速静注する。検査後も輸液にて様子を見る。
・注射針穿刺から造影剤注入まで十分に時間をとるため、血管内で針が安定した状態になる。
・検査前後に十分な輸液を行うことは、脱水予防・排泄促進に有効である。
・造影剤の血管外漏出が起こった場合、少量の漏出量は経過観察だけに留め、通常の処置は行わない。
・30 ml 以上の漏出量では皮膚科受診を指導する。この場合は対症療法としてステロイド剤の処方によってほぼ回復がみられる。
・きわめてまれであるが、コンパートメント症候群をきたすこともある。
・前腕や下腿では、強固な筋膜で区画された間隙内の組織圧が上昇し、神経や筋肉への循環不全が起こり、これら神経、筋肉などの重篤な機能障害が生じる。この場合は当該部に腫脹、筋肉の緊張があれば本症を疑い、神経症状が発現すれば、直ちに筋膜切開を行う必要がある。
・血管外漏出時には、今後の経過をきっちりと患者に説明しなければならない。
・漏出時には何も起こらなくても、造影剤が高浸透圧であるため、1 時間後には腫れてくる場合があることは事前に説明しているが、血管外漏出があった場合、「腫れは温湿布などで 1 ～ 2 日経ったら引きますが、心配だったら外来に来て下さい」と説明する必要がある。患者に起こったことを決して隠さずにすべて話しておくことは非常に重要である。
・造影検査の重篤な有害事象が発症するまでには、あくび、冷汗、顔面蒼白、喉が渇く、声が出ない、くしゃみ、咳、鼻閉などの前兆がみられる。
・重篤な有害事象の一つにアナフィラキシーショックがある。アナフィラキシーショックは数秒～30 分以内に起きる即時型反応である。
・蕁麻疹、紅斑、鼻炎、下痢などの局所症状と呼吸困難、血圧低下などの全身症状がある。
・アナフィラキシーショックの一番の死因は、窒息、呼吸不全、ショックであり、症状と緊急度で遅れず、A（airway）、B（breathing）、C（Circulation）を安定化させる必要がある。
・アナフィラキシーショック時に患者の予後を左右する要因は、急変に対するチームとしての対応能力、医師の気道管理スキルや輸液・薬剤に関する知識、メディカルスタッフの状況を想定したトレーニングである。
・気道閉塞症状や血圧低下が見られる場合には、第一選択薬は、「ステロイド」ではなく「エピネフリン」である。
・アレルギー反応に対して強力な抑制効果を有するといった視点から「アナフィラキシーショックの第一選択薬はステロイド」と誤認しているケースもある。
・救急対応がすぐに行えるように、緊急事態に備え、検査室に救急器具や薬品を必ず決まった場所に常備していること、器具や薬品が揃っていることや期限切れの薬品がないことを常時チェックしなければならない。

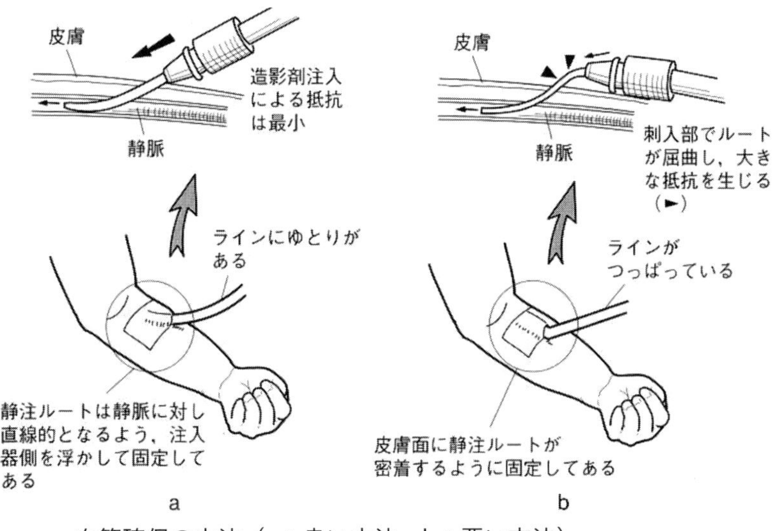

血管確保の方法（a：良い方法、b：悪い方法）
（河野　敦：ナースのための画像診断ノート．中外医学社、2004）

d. 静脈注射の抜針

静脈注射の抜針はどうするの？

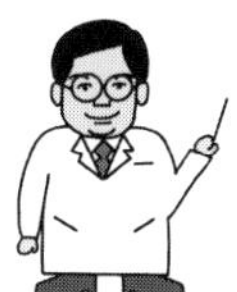

良質かつ適切な効率的に提供する体制の確保を推進するための医療法等の改正によって診療放射線技師が医療行為「抜針」ができるようになったね。
抜針は次のようにして行うよ。
静脈経路を確保し、正しく穿刺されているか、漏れていないかをチェックすることが大切だよ。

<table>
<tr><th colspan="2">静脈針の抜針</th></tr>
<tr><td>（抜針手順）
・必要物品の準備
・手指消毒と手袋の着用
・輸液の停止
・固定物の除去
・抜針
・圧迫止血
・止血テープ貼布
・止血確認</td><td>（具体的な抜針方法）
・刺入部をアルコール綿などで覆う。
・針を持って、一気に抜く。
・出血、感染を防止する。
・ゆっくりすぎると周囲に出血することがある。
・抜針に合わせて圧迫止血を開始する。
・抜針前に圧迫すると金属針で傷つけ、痛みが出ることがある。</td></tr>
<tr><td colspan="2">（抜針のポイント）
・異常をみつけたら抜針を中止すること。
・患者に声かけを忘れないこと。
・診療放射線技師は異常をみつけたら医師や看護師を呼ぶこと。
・院内体制を整備すること。
・アナフィラキシーショックの場合は輸液を再開すること。
・腫脹・発赤がある場合は輸液を停止する。
・救急カートやモニタを整備する。</td></tr>
</table>

C. 救命処置

a. 一次的救命処置

一次的救命処置ってなぁ～に？

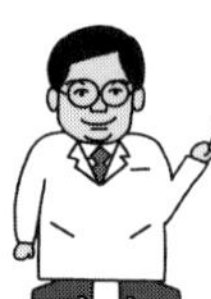

心肺停止または呼吸停止に対して、専門的な器具や薬品など使う必要がない処置法（CPR）だよ。
方法は次の通りだよ。

一次的救命処置
・社会では、人は、ショック、外傷、熱傷、中毒、環境異常、外因性疾患、感染症、急病、災害医療などで救急蘇生法が必要になることがあり、そのためには、医療従事者だけでなく一般人は救急医療に関する深い知識と経験が必要になる。 ・病院では、診療を開始する前、あるいは診療中に予期をせず患者の容態が急変する場合もあり、医療従事者はまず一次救命処置が要求される。 ・一次救命処置とは、患者を救命するために必要な心肺蘇生、AED（自動体外式除細動器）を用いた除細動、異物で窒息を生じた場合の気道異物除去の 3 つを合わせた救命処置のことである。 ・一次救命処置の途中やその後の行われる患者への挿管や輪状甲状靭帯切開による気道確保、輸液路の確保、輸液・輸血、ベンチレータの使用、救急医薬の使用、モニタなど高度な二次救命処置が医師によって行われる。 ・患者の急変に対する救急蘇生では、医師が救急現場に駆けつけるまで他の医療従事者によって患者の一次救命処置が行わなければならない。 ・周囲の安全を確認し、緊急通報と AED（自動体外式除細動器）を要請する。 ・人工呼吸（30 回、100 ～ 200 回 / 分の胸骨圧迫、気道確保、2 回の息吹き込み）を行う。 ・人工呼吸が終わったら、胸骨圧迫の再開で、30 回の胸骨圧迫、2 回の息吹き込みを行う。 ・AED が来たら、胸にパッドを装着する。音声ガイダンスに従って使用する。 ・AED が自己解析し、指示されれば AED ボタンを押し、直ちに CPR を再開する。 ・ショック後 2 分の CPR 後、再び自己解析に従い、電気ショック、CPR を繰り返す。

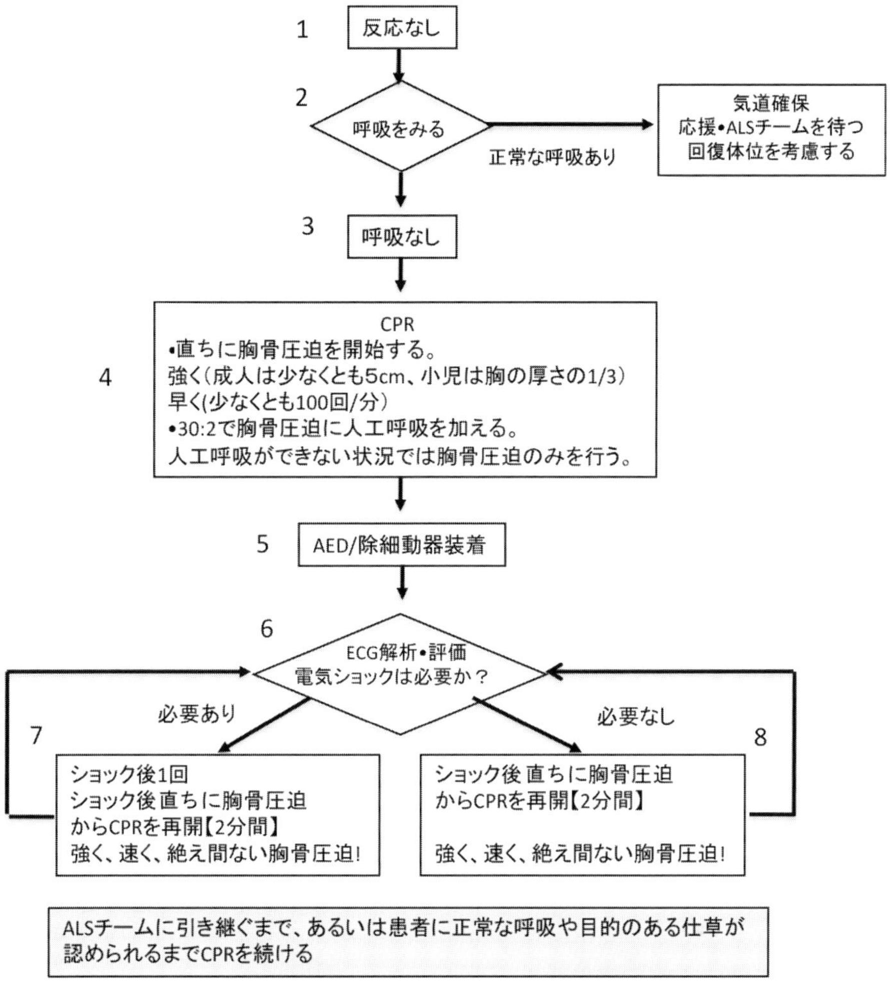

1 反応なし

2 呼吸をみる

正常な呼吸あり → 気道確保
応援•ALSチームを待つ
回復体位を考慮する

3 呼吸なし

4 CPR
•直ちに胸骨圧迫を開始する。
強く(成人は少なくとも5cm、小児は胸の厚さの1/3)
早く(少なくとも100回/分)
•30:2で胸骨圧迫に人工呼吸を加える。
人工呼吸ができない状況では胸骨圧迫のみを行う。

5 AED/除細動器装着

6 ECG解析•評価
電気ショックは必要か？

7 必要あり
ショック後1回
ショック後直ちに胸骨圧迫
からCPRを再開【2分間】
強く、速く、絶え間ない胸骨圧迫!

8 必要なし
ショック後 直ちに胸骨圧迫
からCPRを再開【2分間】
強く、速く、絶え間ない胸骨圧迫!

ALSチームに引き継ぐまで、あるいは患者に正常な呼吸や目的のある仕草が認められるまでCPRを続ける

《胸骨圧》

（心停止の判断）

・医療従事者は、反応がない患者の気道確保を行い、呼吸状態を観察する。熟練者は呼吸と同時に頸動脈の拍動を観察する。

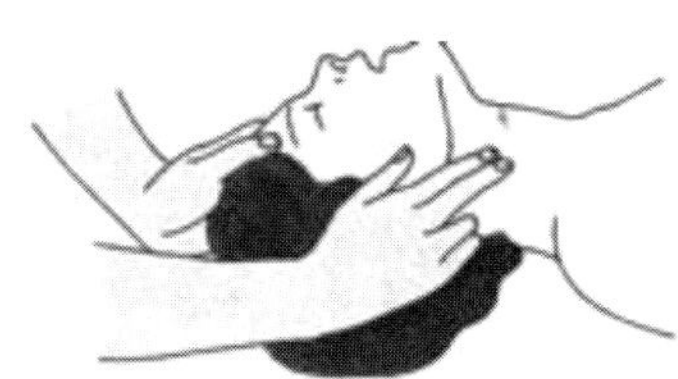

熟練者による頸動脈の拍動の観察
（杉本侃・監、嶋津岳士・編：目でみる救命救急医療．日本臨牀社、2014）

（胸骨圧迫の方法）

患者の「反応なし」の場合に、胸骨圧迫により心肺蘇生を開始する。胸骨圧迫の深さは胸が少なくとも 5 cm 沈むように圧迫する。注意すべきことは胸骨を圧迫することであり、肋骨を圧迫するのではない。

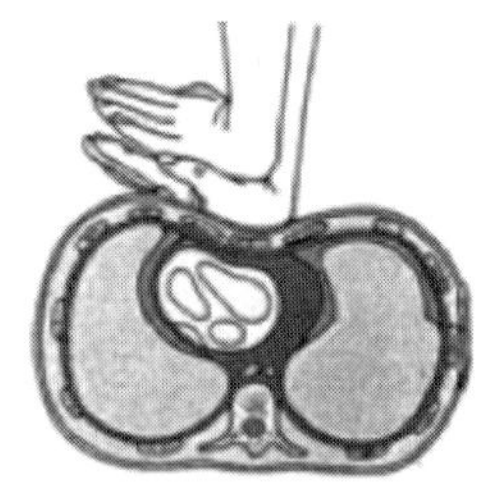

胸骨圧迫の方法

（杉本侃・監、嶋津岳士・編：目でみる救命救急医療．日本臨牀社、2014）

（胸骨圧迫の効果）

・複数の救助者がいる場合には、胸骨圧迫の部位や圧迫程度、深さが適切に維持されているかを常に確認する。医療従事者は、バイタルサインのモニタが利用できない状況下では、脈拍は確認せず心肺蘇生を続ける。

《気道確保》

・一次救命処置の場合は、気道確保は一般的に「頭部後屈顎先挙上法」や「両手による下顎挙上法」など器具を用いない方法が行われる。器具を用いる方法は、エアウェイ、気管挿管があり、医師によって行われる。

（器具を用いない気道確保）

・患者は、仰臥位のまま意識がなくなると、舌根沈下による気道閉鎖を起こす。方法は、頭部後屈顎先挙上法が適している。交通外傷などで頸髄・頸椎損傷が疑われる場合は、舌顎挙上法などで頸髄保護を行いながら気道を確保する。

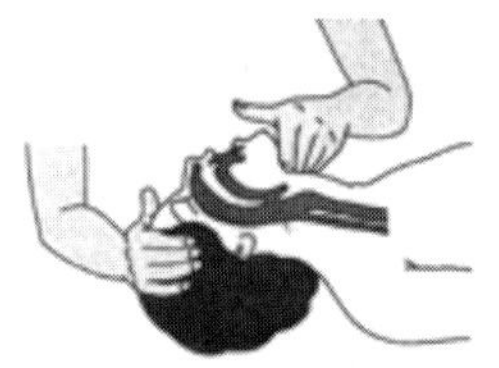

a

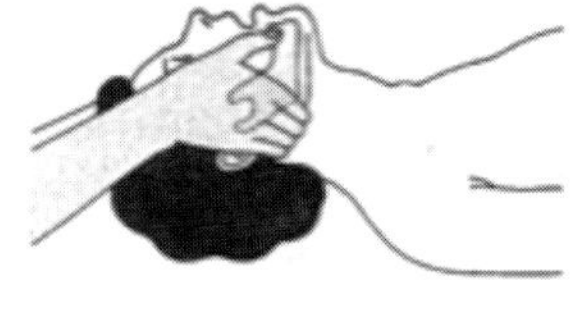

b

器具を用いない気道確保の方法（a：頭部後屈顎先挙上法、b：両手による下顎挙上法）

（杉本侃・監、嶋津岳士・編：目でみる救命救急医療．日本臨牀社、2014）

《人工呼吸》

・2010 年の国際的救急蘇生ガイドラインでは、胸骨圧迫の優先が強調された。呼吸確認後の人工呼吸がなくなった。しかし、小児では、人工呼吸は重要で必須の手技である。

（口対口人工呼吸）

・顎先を挙上したまま、別の手で空気が漏れないように鼻をつまみ、患者の口の周りを完全に覆うようにして、2 回呼吸を吹き込む。

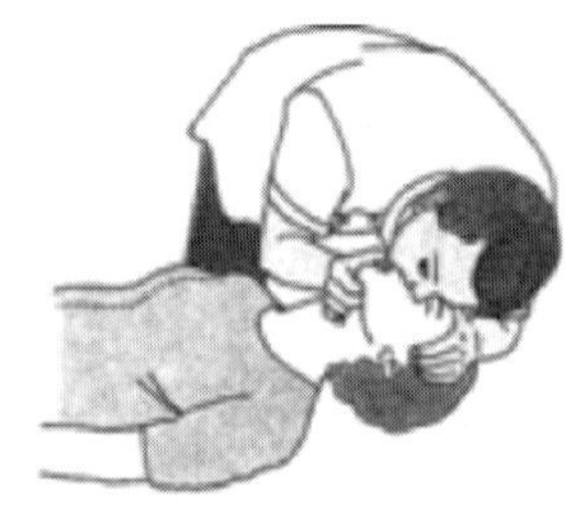

口対口人工呼吸

（杉本侃・監、嶋津岳士・編：目でみる救命救急医療．日本臨牀社、2014）

《AED の使用》

・心肺蘇生を行っている途中で AED が届いたら、すぐに AED を使う準備を行う。心肺蘇生を再開してから、2 分経つと AED が自動的に心電図を解析する。音声に従って患者から手を離す。約 2 分おきに心肺蘇生と AED の手順を繰り返す。患者が動き出して心肺蘇生を中止できたとしても、AED が必要になるかもしれないので、AED の電極パッドは患者の胸から剥がさずに、電源も入れたままにしておく。

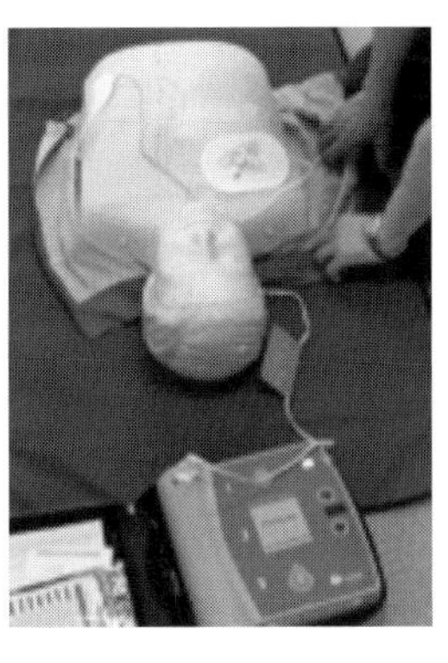

a

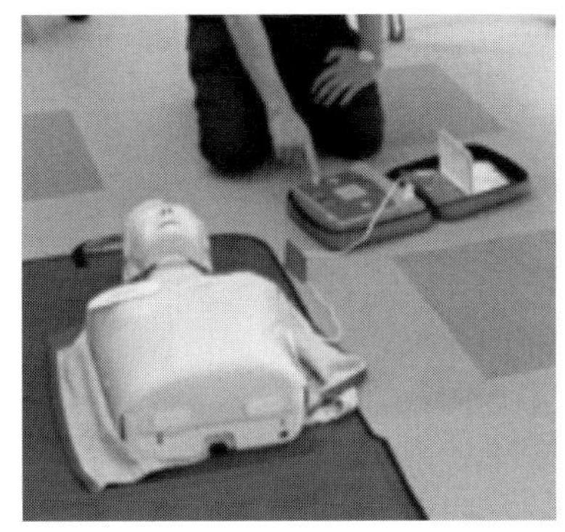

b

AED の操作（a：電極パッド、b：ショックボタン）

二次的救命処置ってなぁ〜に？

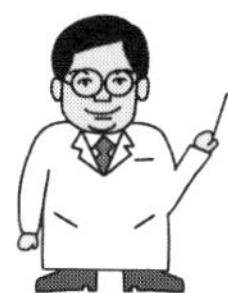

病院で医師や救急救命士が行う高度な CPR だよ。
方法は次の通りだよ。

二次的救命処置

・二次救命処置（AHA-ACLSA：Advanced Cardiovascular Life Support）は蘇生現場や病院等医療機関において医師、看護師、救急救命士などが行う救命処置のことである。

・基本の CPR（胸骨圧迫、気道確保・人工呼吸）と共に、気管挿管などの確実な気道確保と高濃度酸素投与、電気的除細動、静脈路確保と薬物投与を主体とした手技によりなされる高度な処置である。

・心室細動、無脈性心室頻拍、心静止、無脈性電気活動（PEA）への薬剤投与を含む対処方法、心停止あるいは心停止前のまだ意識のある段階での徐脈および頻脈患者への対応、急性冠症候群、急性虚血性脳卒中が強く疑われる場合の対応の他、心拍再開後の中枢神経、脳保護を目的とした目標体温管理なども含まれる。

・救命の最後の砦ともいう。

【問題 6】　放射線診療事故時の対応で、応急処置の原則に含まれないのはどれか。

1. 通報
2. 安全保持
3. 安全教育
4. 拡大防止
5. 過大評価

【解説 6】

1. 通報　→　×　応急処置の原則
2. 安全保持　→　×　応急処置の原則
3. 安全教育　→　○　応急処置の原則に含まれない
4. 拡大防止　→　×　応急処置の原則
5. 過大評価　→　×　応急処置の原則

放射線事故時の対応には、安全保持の原則、通報の原則、拡大防止の原則、過大評価の原則がある。

4. 診療放射線技師の業務とリスク

A. 診療放射線技師の業務

a. 業務等

診療放射線技師の業務ってなぁ～に？

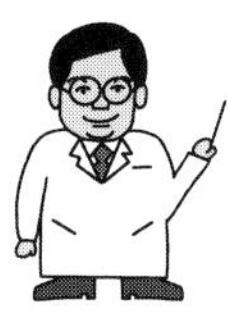

医師および歯科医師の指示のもとにα線、β線、X線等の放射線を人体に照射することだよ。
診療の補助として、磁気共鳴画像診断装置その他の画像による診断を行うための装置を用いた検査〔超音波検査、RI検査、眼底写真撮影装置（散瞳薬を投与した者の眼底を撮影するものを除く）〕を行うことも業とすることができるよ。
具体的な業務は次の通りだよ。

診療放射線技師の業務
・放射線診療業務
・医療情報管理
・放射線機器管理
・放射線安全管理
・放射線被曝管理
・医療安全管理
・備品管理
・病院経営
・その他

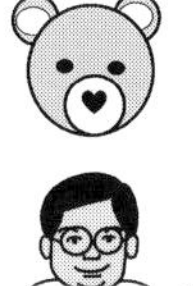

医療従事者の業務範囲および業務の実施体制の見直しが行われて、診療放射線技師の業務はどうなったの？

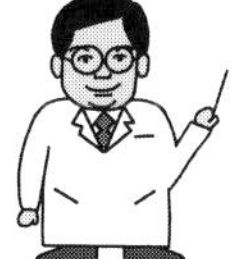

改正内容は次の通りだよ。

診療放射線技師法の改正内容
・核医学診断装置を明確に診療放射線技師の業務とした。 ・核医学検査のために静脈路に放射性医薬品を投与するための装置を接続する行為 　・当該放射性医薬品を投与するために当該装置を操作する行為並びに当該放射性医薬品の投与が終了した後に抜針および止血を行う行為 　・静脈路に放射性医薬品を投与するための装置を接続するために静脈路を確保する行為
・静脈路に造影剤注入装置を接続する際に静脈路を確保する行為

・動脈路に造影剤注入装置を接続する行為（動脈路確保のためのものを除く）および造影剤を投与するために当該造影剤注入装置を操作する行為
・上部消化管検査のために鼻腔に挿入されたカテーテルから造影剤を注入する行為および当該造影剤の注入が終了した後に当該カテーテルを抜去する行為
・造影剤の血管内投与に関する業務 ・CT 検査，MRI 検査等において医師または看護師により確保された静脈路に造影剤を接続することおよび造影剤自動注入器を用いた造影剤投与を行うこと。 ・造影剤投与終了後の静脈路の抜針および止血を行うこと。
・下部消化管検査における業務 ・下部消化管検査に際して、カテーテル挿入部（肛門）を確認のうえ、肛門よりカテーテルを挿入すること。 ・肛門より挿入したカテーテルより、造影剤および空気の注入を行うこと。
・画像誘導放射線治療 ・画像誘導放射線治療際して、カテーテル挿入部（肛門）を確認のうえ、肛門よりカテーテルを挿入すること。 ・肛門より挿入したカテーテルより、空気の吸引を行うこと。
・病院または診療所以外の場所で、多数の健康診断を一時に行う場合、胸部 X 線検査（CT 検査を除く）、その他の厚生労働省令で定める検査のため、100 万電子ボルト未満のエネルギーを有する X 線を照射する場合は、医師または歯科医師の立ち合いがなくても実施できる。

【問題 7】 診療放射線技師法で正しいのはどれか。

1. 医師の指示の下に照射機器を人体内に挿入できる。
2. 医師の指示の下に超音波検査装置を使用することができる。
3. 照射後には照射を受けた者の感染症の有無を記載する必要がある。
4. 医師の指示なしに核磁気共鳴画像診断装置を用いた検査ができる。
5. 医療機関退職後においては業務上知り得た患者情報の守秘はない。

1. 医師の指示の下に照射機器を人体内に挿入できる。 → × 挿入できない
2. 医師の指示の下に超音波検査装置を使用することができる。 → ○ 正しい
3. 照射後には照射を受けた者の感染症の有無を記載する必要がある。 → × 関係ない
4. 医師の指示なしに核磁気共鳴画像診断装置を用いた検査ができる。 → × 検査できない
5. 医療機関退職後においては業務上知り得た患者情報の守秘はない。 → × 守秘義務がある

b. 放射線診療のリスク

放射線診療のリスクには何があるの？

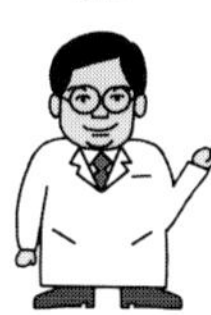

画像検査には、一般X線撮影、ポータブル撮影、X線TV透視検査、血管造影検査、CT検査、MRI検査、超音波検査などがあるよ。
ヒヤリ・ハットは、患者間違い、部位間違い、検査間違い、検査準備、造影剤・検査薬、撮影条件、画像処理、機器、患者管理などに関するものが多々あるよ。
医療事故は少ないが、転倒・転落、磁性体の飛来、造影剤の有害事象などで発生しているよ。
リスク予防のチェックポイントはP28の通りだよ。

c. 造影剤のリスク

造影剤のリスクを教えて！

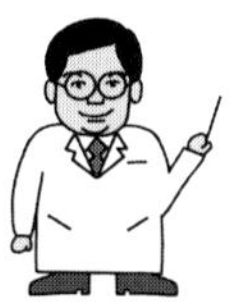

造影剤のリスクには、軽度の症状から重度の症状のものまであるよ。
以下に、造影剤使用の考え方、造影剤のリスク要因、造影剤のリスク対応を述べるよ。

造影剤のリスク
（造影剤使用に対する考え方） ・患者に発生するリスクと造影剤の使用によって得られる有益性（診断情報）とのバランスを評価する。 ・診断情報は、造影検査と同じか、あるいはそれ以上の有用な検査法と比較し検討する。 ・造影剤投与が臨床的に妥当性のあるものかどうかを確認する。 ・病院は造影剤使用基準に基づいて実施し、患者の同意書を取得する。 ・造影剤の有害事象が発生した場合、迅速に処置できるように有害事象の症状を熟知する。 ・医療スタッフは適切な訓練を受ける。 ・医師と診療放射線技師の診療と救急医療に対する継続的な訓練を行う。 ・救急医療装置・器具と各種の救急用薬剤を準備しておく。 ・救急装置の精度保持のためにコントロールプログラムを作成する。 ・有害事象の発現の可能性を想定し、救急処置方法を熟知し、対応できる状態にしておく。
（造影剤に関するリスク要因） 造影剤による有害事象の主な危険因子を下記に示す。 ・造影剤による有害事象歴 ・気管支喘息、薬剤アレルギー歴 ・心疾患、腎障害、脱水症状 ・高齢者、乳幼児 ・一般状態の不安定な患者

（造影剤に関するリスクの対応）
- 患者への検査前の指導。頭部・頸部・胸部・骨盤部の検査の場合には、食事は摂取しておいた方が嘔気、嘔吐が減少するとされ、食事制限は行わない。
- 腹部検査の場合は、胆囊が検査対象となっていることが多く、摂食により胆囊が収縮し、正しい診断ができないため検査前の食事だけを制限する。
- 検査直前の説明が患者の不安を取り除くことになるので、検査開始にあたり医師あるいは看護師、診療放射線技師が患者の体調や問診票の内容を確かめ検査手順について説明する。
- 検査開始時の注意は、静脈経路を確保し、正しく穿刺されているか、漏れていないかをチェックすることである。

d. 静脈注射のリスク

静脈注射のリスクには何があるの？

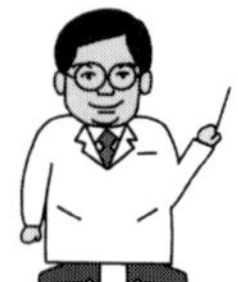

リスクは次の通りだよ。

静脈注射・抜針	リスク	処置
静脈注射	造影剤の血管外漏出	・少量の漏出量は経過観察だけに留め、通常の処置は行わない。 ・30 ml 以上の漏出量では皮膚科受診を指導する。 ・患者に説明する。
	アナフィラキシーショック	・A（airway）、B（breathing）、C（Circulation）を安定化させる必要がある。 ・第一選択薬は、「ステロイド」ではなく「エピネフリン」である。
抜針	穿刺部の血管走行上流に発赤、腫脹、疼痛などの異常	・異常があれば抜針を中止する。
	感染・針刺し事故	・静脈留置針は、血液汚染物であり危険物でもある。 ・リキャップは絶対に行ってはならない。針は放置すれば針先事故になるので、すみやかに危険物入れに一次的に破棄する。
	刺入点からの出血	・圧迫止血・止血テープを貼付する。 ・出血が持続していないかを入念に観察する。

【問題 8】 静脈針の抜針静脈針の手順で正しいのはどれか。

1. 必要物品の準備 → 抜針 → 圧迫止血 → 止血テープ貼布 → 止血確認
2. 必要物品の準備 → 圧迫止血 → 止血テープ貼布 → 抜針 → 止血確認
3. 抜針 → 止血テープ貼布 → 止血確認 → 圧迫止血 → 必要物品の準備
4. 圧迫止血 → 抜針 → 止血テープ貼布 → 止血確認 → 必要物品の準備
5. 圧迫止血 → 止血確認 → 止血テープ貼布 → 抜針 → 必要物品の準備

【解説 8】

1. 必要物品の準備 → 抜針 → 圧迫止血 → 止血テープ貼布 → 止血確認 → ○
2. 必要物品の準備 → 圧迫止血 → 止血テープ貼布 → 抜針 → 止血確認 → ×
3. 抜針 → 止血テープ貼布 → 止血確認 → 圧迫止血 → 必要物品の準備 → ×
4. 圧迫止血 → 抜針 → 止血テープ貼布 → 止血確認 → 必要物品の準備 → ×
5. 圧迫止血 → 止血確認 → 止血テープ貼布 → 抜針 → 必要物品の準備 → ×

5. トラブルの対応と報告

A. トラブルの対応と報告

a. 放射線診療ですぐに報告する必要のある医療事故

放射線診療ですぐに報告する必要のある医療事故はあるの？

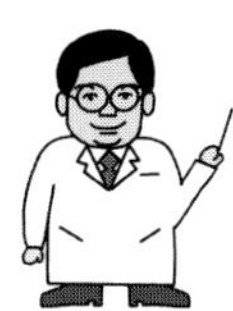

以下に、放射線診療の合併症に関わらず、すぐに報告しなければならないリスク事例を示すよ。

	リスク事例
検査手技による合併症	・検査中にカテーテルやガイドワイヤを破損した場合 ・穿刺部の血腫、血管の攣縮、血栓を生じた場合 ・カテーテルやガイドワイヤで血管を傷つけた場合 ・造影剤を内膜下に注入した場合 ・血栓や異物を注入した場合
検査機器による有害事象	・患者が機器と接触・衝突をして傷害を負わせた場合 ・患者が検査台から落下して傷害を負わせた場合 ・X線 TV 透視時の圧迫で患者に傷害を負わせた場合 ・ポータブルX線装置と患者が接触・衝突し、傷害を負わせた場合 ・装置の器具・補助具が患者の上に落下し、傷害を負わせた場合
検査薬・造影剤の有害事象	・造影剤によるアナフィラキシーショックなど重篤な有害事象が発生した場合 ・消化管検査で硫酸バリウムによって大腸狭窄、閉塞など有害事象が起きた場合 ・鎮痙剤を重症心疾患、緑内障、前立腺肥大症の患者に注射した場合
妊娠患者の放射線被曝	・妊娠女性に胃透視検査、注腸検査、下腹部のX線検査や CT 検査を行った場合
MRI 検査	・ペースメーカや止血クリップなど強磁性体を体内に持つ患者に検査を行った場合
患者の取り違え検査・治療	・患者を間違えてX線検査や治療をした場合
放射線治療の事故	・患者に過剰照射を行った場合 ・患者に過少照射を行った場合 ・密封小線源を紛失した場合 ・医療従事者が密封小線源の取り扱い中に放射線被曝をした場合 ・医療従事者やメーカ保守員が放射線治療装置の設置中に誤って放射線被曝をした場合

b. リスク事例の危険度のグレード分類

リスク事例の危険度のグレード分類を教えて！

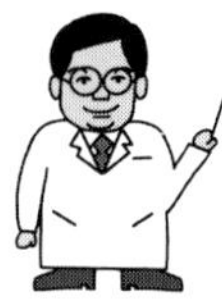

リスク事例は報告し、報告されたリスク事例は危険度に応じてグレード分類を行わなければならないのだよ。

c. 各種委員会の役割

医療事故で各種委員会の役割を教えて！

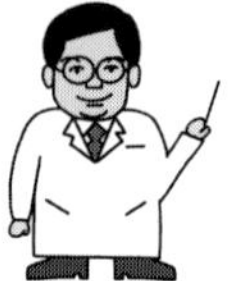

医療事故を防止するためには、病院の効果的な組織体制を構築する必要があるのだよ。具体的には、医療事故防止委員会の設置、リスクマネジャー部会、職場長の役割、リスクマネジャーの選任・役割の導入などがあるよ。

各種委員会の役割	
医療事故防止委員会	・医療安全管理委員会ともいう。 ・医療事故防止委員会は病院長の直属として位置づけ、医療事故を未然に防止し、また、万一医療事故が発生した場合には迅速に対応できることを目的とする。 ・役割は、医療事故防止の検討、医療事故の分析と再発防止の検討、医療事故防止の指示、病院長への医療事故防止の提言、医療事故防止の啓発・教育・広報・出版および医療訴訟などに関することである。 ・委員会は、常設機関であること、調査と対策を行うための勧告の権限を持っていること、公平性が保たれていること、公開性が保障されていること、専門性を持っていることが必要である。
リスクマネジメント部会	・セーフティマネジメント部会ともいう病院もある。 ・リスクマネジメント部会が医療事故防止を実効性のあるものにするために設置される。 ・役割は、リスク事例の分析、医療事故防止の検討、再発防止対策の検討、医療事故防止に関する記録・啓発・広報、医療事故防止に関する勧告案の検討などである。
職場長の役割	・職場長は、リスクマネジメントに関する権限をリスクマネジャーに委譲して医療事故防止を最大限に発揮できるように支援しなければならない。 ・職場長は医療事故防止の考え方を認識し、率先して組織を導く、職責と専門意識を高める、組織目標と役割を明確化する、技術レベルを向上する、品質保証と安全レベルを検証する、人権尊重と接遇改善を指導するなどの役割を担っている。

リスクマネジャーの選任・役割	・セーフティマネジャー、クオリティマネジャーともいう。 ・リスクマネジメントプログラムの計画・管理・実行を行い、医療事故防止の防波堤の役目を担っている。 ・役割はリスク事例の詳細の把握、リスク事例の分析・防止法の検討、リスク報告書への必要事項の記入、リスク事例の体験報告の提出・励行、医療体制の改善、安全対策の職員への周知徹底などである。

d. リスク事例の報告体制

リスク事例の報告体制を教えて！

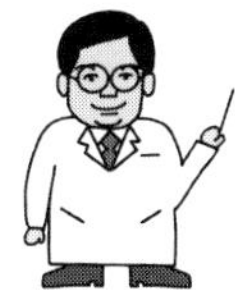

リスク事例には、ヒヤリ・ハット、医療事故、トラブル、事件、苦情があるね。
リスク事例が発生した場合には、関係者は協力してリスク回避の対応を行わなければならないのだよ。
患者の重傷度や地震による被害の大きさなどによって報告の方法が異なるよ。
以下に、リスク事例の報告体制例を示すよ。

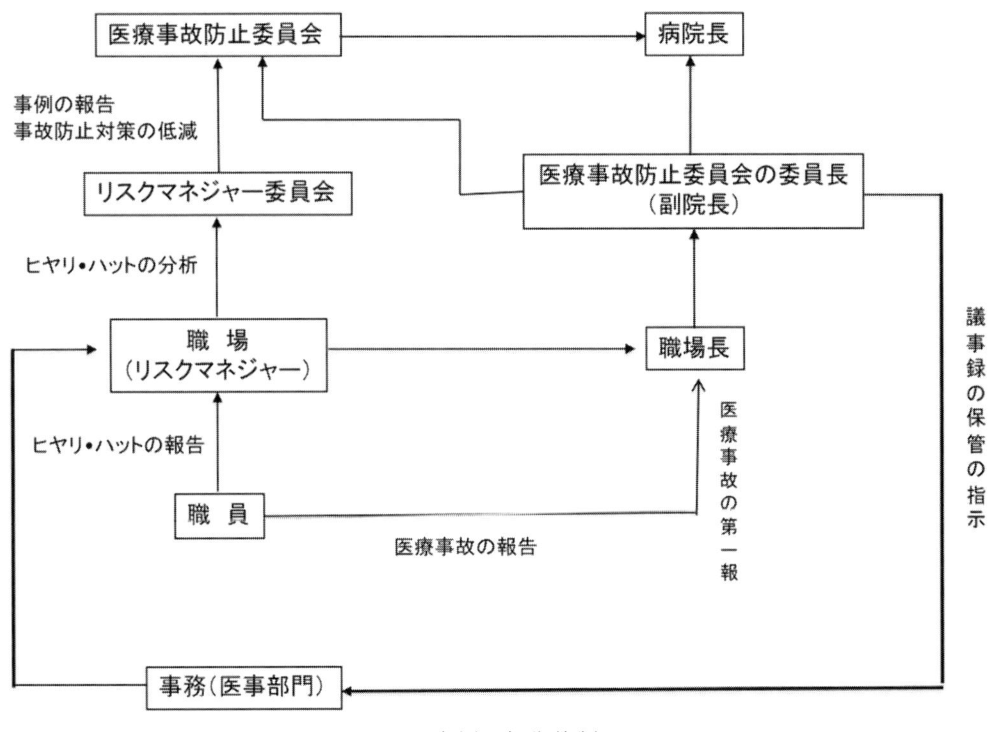

リスク事例の報告体制

【問題 9】 誤照射事故防止対策として重要なのはどれか。

1. 部署替え
2. 患者教育
3. 自発的報告
4. 上司の叱責
5. 反省文の作成

【解説 9】

1. 部署替え → ×
2. 患者教育 → ×
3. 自発的報告 → ○
4. 上司の叱責 → ×
5. 反省文の作成 → ×

6. 練習問題

注）「練習問題」の解答欄の○×は、問題に対しての○×を記述しています。

Q001 リスクマネジメントの意味で正しいのはどれか。

1. 危険度
2. 危機管理
3. 医療過誤
4. 医療事故防止活動
5. ヒューマンエラー

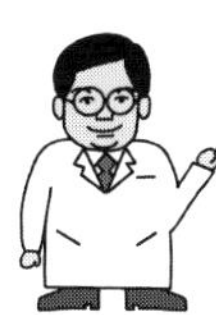

1. 危険度 → ×
   リスクによる傷害を危険度と呼び、被害の重傷度と発生確率の積で表されている。
2. 危機管理 → × クライシスマネジメントのこと
3. 医療過誤 → × 医療ミスのこと
4. 医療事故防止活動 → ○ 正しい
5. ヒューマンエラー → × 人間のエラー

解答 →4

Q002 リスクマネジメントで最も関係ないのはどれか。

1. 医療事故の原因を考えた予防法
2. 患者の安心・安全医療の確保
3. 危害・損失などを回避
4. 医療事故予防活動
5. 画像読影の補助

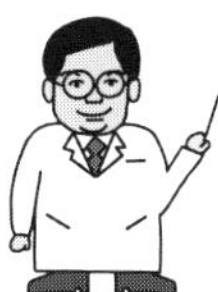

1. 医療事故の原因を考えた予防法 → × 関係する
2. 患者の安心・安全医療の確保 → × 関係する
3. 危害・損失などを回避 → × 関係する
4. 医療事故予防活動 → × 関係する
5. 画像読影の補助 → ○ 関係ない

解答 →5

Q003　リスクに最も関係しないのはどれか。

1. 医療安全
2. 危険な要素
3. 保険契約上の損失
4. 利益をもたらす可能性
5. 損失をもたらす可能性

1. 医療安全　→　×　関係する
2. 危険な要素　→　×　関係する
3. 保険契約上の損失　→　×　関係する
4. 利益をもたらす可能性　→　○　関係しない
5. 損失をもたらす可能性　→　×　関係する

解答　→ 4

Q004　リスクの危険度に関係するのはどれか。2つ選べ。

1. 発生確率
2. 患者の安心度
3. 被害の重傷度
4. 安全医療の確保
5. ヒューマンエラー

1. 発生確率　→　○　関係する
2. 患者の安心度　→　×
3. 被害の重傷度　→　○　関係する
4. 安全医療の確保　→　×
5. ヒューマンエラー　→　×

リスクによる傷害を危険度と呼び、被害の重傷度と発生確率の積で表される。

リスク（危険度）＝被害の重傷度　×　発生確率

解答　→ 1、3

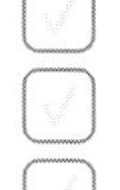

005 医療事故の発生に最も関係しないエラーはどれか。

1. PDCA 検討のエラー
2. 他の人が見つけたエラー
3. 医薬品の誤用などのエラー
4. 自分で事前に気づいたエラー
5. 人に関係するヒューマンエラー

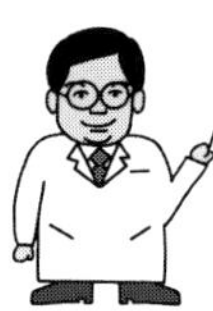

1. PDCA 検討のエラー → ○
2. 他の人が見つけたエラー → × 関係ある
3. 医薬品の誤用などのエラー → × 関係ある
4. 自分で事前に気づいたエラー → × 関係ある
5. 人に関係するヒューマンエラー → × 関係ある

エラーが発生した場合、医療行為が患者に行われたとすれば患者に被害が予想される。

解答 → 1

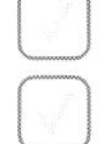

006 ジェイムズ・リーゾンのヒューマンエラーに関係ないのはどれか。

1. ミステイク
2. スリップ
3. ラプス
4. バイオレーション
5. リスクマネジメント

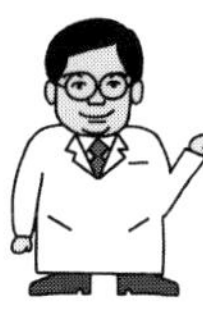

1. ミステイク → × 関係ある。計画の間違い
2. スリップ → × 関係ある。注意不足によるうっかり間違い
3. ラプス → × 関係ある。記憶が欠如したうっかり忘れ
4. バイオレーション → × 関係ある。ルールを遵守しないルール違反
5. リスクマネジメント → ○ 関係しない。医療事故防止活動

解答 → 5

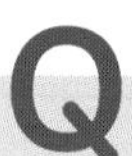

007　労働災害の分析に基づくハインリッヒの法則で正しいのはどれか。2つ選べ。

1. 同種の重い事故は1件
2. 同種の軽い事故は300件
3. 同種の傷害のない事故は3,000件
4. 未然に防止したエラーは30,000件
5. 傷害四角錐

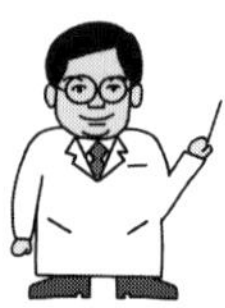

1. 同種の重い事故は1件 → ○
2. 同種の軽い事故は300件 → ×
3. 同種の傷害のない事故は3,000件 → ×
4. 未然に防止したエラーは30,000件 → ×
5. 傷害四角錐 → ○

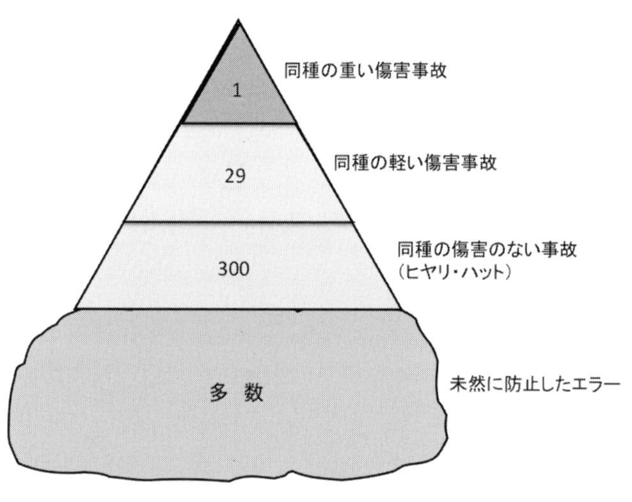

ハインリッヒの法則

ハインリッヒの法則は「ハインリッヒの災害トライアングル定理」または「傷害四角錐」といわれる。

解答　→1、5

Q008 医療過誤で誤っているのはどれか。

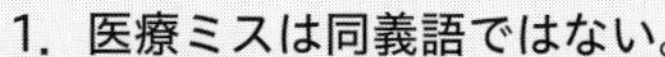

1. 医療ミスは同義語ではない。
2. 不可抗力は人力ではどうすることもできない。
3. 医療従事者の過失は、補助者の責任範囲で問われる。
4. 民法上の不法行為の賠償は一般的に認定されても医師以外の医療従事者の個人が対象になることはあまりない。
5. 医療従事者が患者に対して本来払うべき注意義務を怠ったことにより、患者の生命、身体に傷害を与えることである。

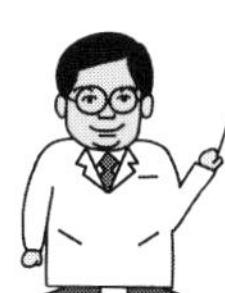

1. 医療ミスは同義語ではない。 → ○ 医療ミスは同義語である
2. 不可抗力は人力ではどうすることもできない。 → × 正しい
3. 医療従事者の過失は、補助者の責任範囲で問われる。 → × 正しい
4. 民法上の不法行為の賠償は一般的に認定されても医師以外の医療従事者の個人が対象になることはあまりない。 → × 正しい
5. 医療従事者が患者に対して本来払うべき注意義務を怠ったことにより、患者の生命、身体に傷害を与えることである。 → × 正しい

- 医療過誤とは医療従事者が患者に対して本来払うべき注意義務を怠ったことにより、患者の生命、身体に傷害を与えることである。
- 診療の補助業務を行っている医療従事者の過失は、医療過誤が補助者の責任範囲で問われる。
- 民法上の不法行為の賠償は、独立開業できる助産師を除いて、一般的に認定されても医師以外の医療従事者の個人が対象になることはあまりない。
- 不可抗力は人力ではどうすることもできない。
- 医療ミスは医療過誤と同義語である。

解答 →1

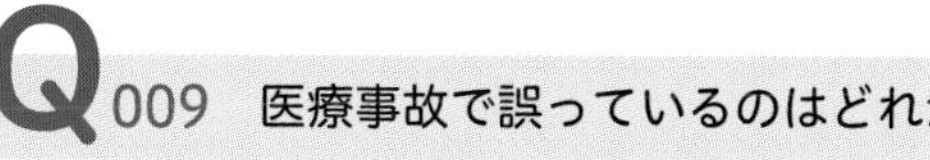

Q009 医療事故で誤っているのはどれか。

1. 予期しない損傷が発生した場合
2. 予期しない合併症が発生した場合
3. 重大な傷害が発生した場合
4. 死亡した場合
5. 医療現場のトラブルは含まれない。

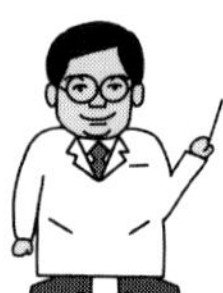

1. 予期しない損傷が発生した場合　→　×　正しい。医療事故である
2. 予期しない合併症が発生した場合　→　×　正しい。医療事故である
3. 重大な傷害が発生した場合　→　×　正しい。医療事故である
4. 死亡した場合　→　×　正しい。医療事故である
5. トラブルは含まれない。　→　○　誤り。トラブルが含まれる

—医療事故—

・予期しない損傷や合併症が発生した場合
・重大な傷害や死亡に至った場合、あるいは入院期間の延長に至った場合
・事象が疾患によるものではなく、医療行為が原因で生じた事故の場合
・医療事故には医療過誤と不可抗力がある。
・医療現場のトラブルも医療事故に含まれる。

解答　→ 5

Q010　医療過誤に関係ないのはどれか。

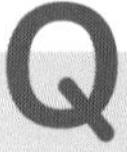
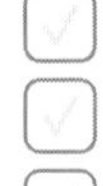

1. 過失の有無
2. 損害発生の有無
3. 因果関係の有無
4. 医療事故と同じである。
5. 刑法、民法、行政上の責任が問われる。

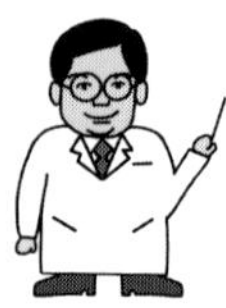

1. 過失の有無　→　×　関係ある
2. 損害発生の有無　→　×　関係ある
3. 因果関係の有無　→　×　関係ある
4. 医療事故と同じである　→　○　医療事故と医療過誤は同じではない
5. 刑法、民法、行政上の責任が問われる。　→　×　関係ある

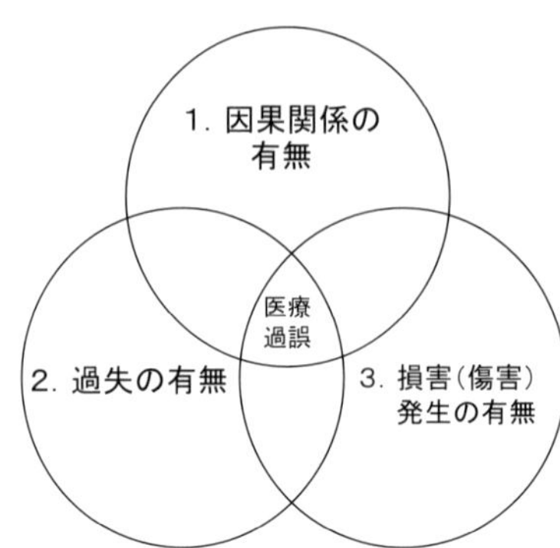

解答　→ 4

Q011 図の医療事故の発生メカニズムはどれか。

1. スイスチーズモデル
2. スノーボール・モデル
3. フィッシュ・ボーン図
4. m-SHEL モデル
5. 4E − 4M

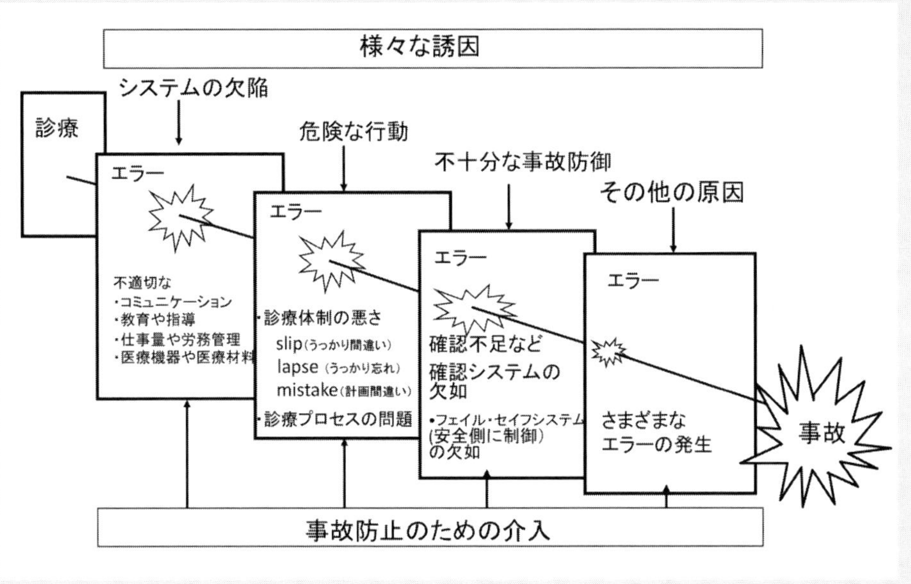

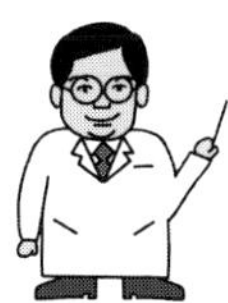

1. スイスチーズモデル → ○
2. スノーボール・モデル → ×
3. フィッシュ・ボーン図 → ×
4. m-SHEL モデル → ×
5. 4E − 4M → ×

—スイスチーズモデル—

・診療中にリスクが発生した場合、通常、機器の欠陥、ヒューマンエラー、組織の欠陥など防御機構が幾重にも動作し、事故になることはない。

・不幸にも医療事故発生のメカニズムの防御システムが破られ、欠陥・失敗の連鎖の穴が直線状に開くと事故が発生する。

解答 →1

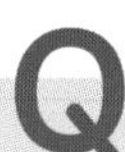

012 図の医療事故防止の失敗はどれか。

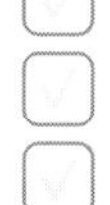

1. スイスチーズモデル
2. スノーボール・モデル
3. フィッシュ・ボーン図
4. m-SHEL モデル
5. 4E － 4M

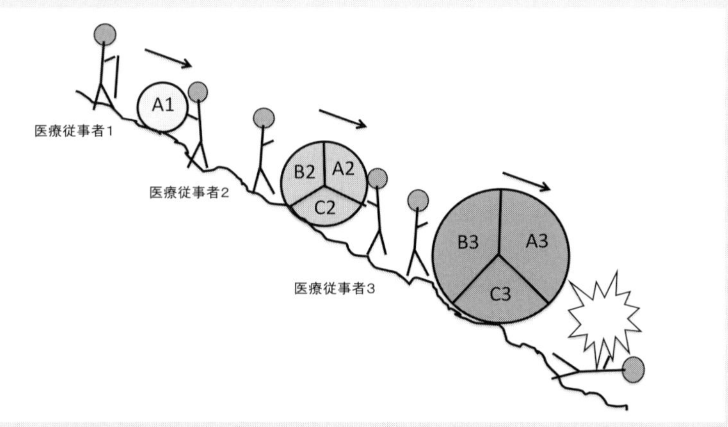

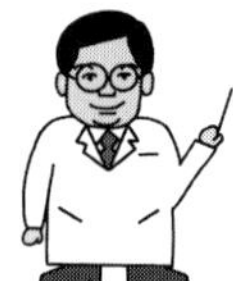

1. スイスチーズモデル　→　×
2. スノーボール・モデル　→　○
3. フィッシュ・ボーン図　→　×
4. m-SHEL モデル　→　×
5. 4E － 4M　→　×

―スノーボール・モデル―

・医療従事者がエラーの防護に失敗すれば、リスクはさらに大きく膨らんでいく。

・エラーがエラーを呼び、リスクは雪玉が転げ落ちるようにドンドン大きくなって転がり落ちていく。

・医療事故は、患者に近づくにつれてリスクが増大していく。

解答　→ 2

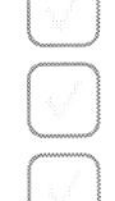

Q013 図（異型輸血のニアミス）の原因分析法はどれか。

1. スイスチーズモデル
2. スノーボール・モデル
3. フィッシュ・ボーン図
4. m-SHEL モデル
5. 4E − 4M

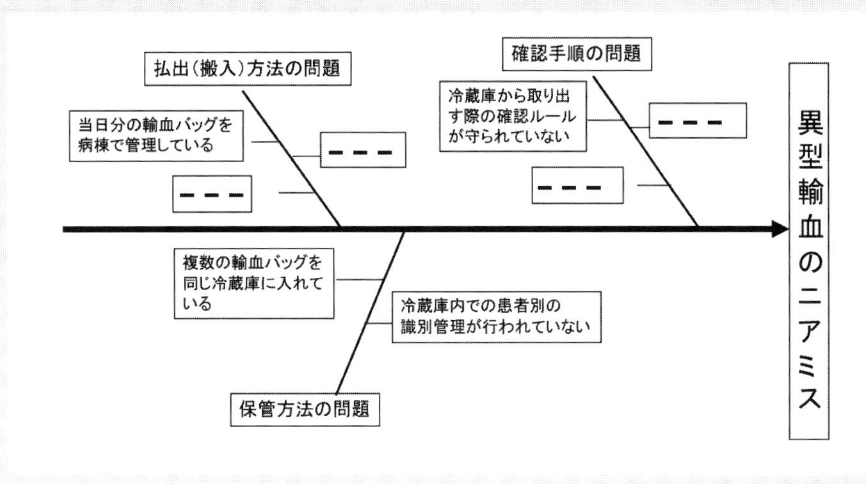

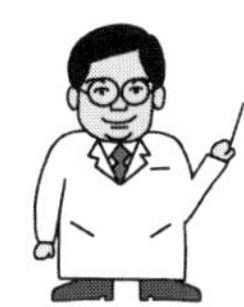

1. スイスチーズモデル → ×
2. スノーボール・モデル → ×
3. フィッシュ・ボーン図 → ○
4. m-SHEL モデル → ×
5. 4E − 4M → ×

―フィッシュ・ボーン図―

フィッシュ・ボーン図は、特性要因図のことであり、ある問題点について影響を及ぼす原因を系統的に示した図である。

解答 → 3

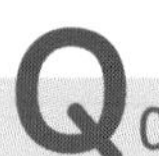

Q014　図の事故原因の分析法はどれか。

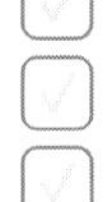

1. スイスチーズモデル
2. スノーボール・モデル
3. フィッシュ・ボーン図
4. m-SHEL モデル
5. 4E － 4M

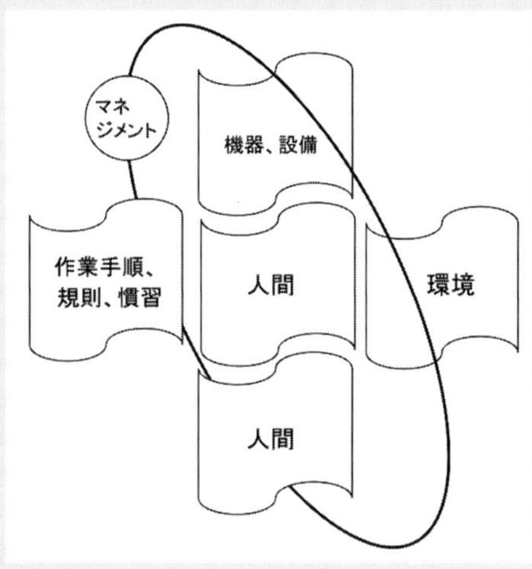

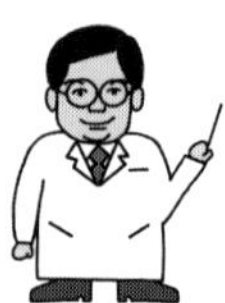

1. スイスチーズモデル　→　×
2. スノーボール・モデル　→　×
3. フィッシュ・ボーン図　→　×
4. m-SHEL モデル　→　○
5. 4E － 4M　→　×

―m-SHEL モデル―

・m-SHEL モデルは「m：Management（マネジメント）」を独立した要素として配置したモデルである。

・SHEL モデルは、当事者である人間「中心の L：LIVEWARE」が最適な状態を保つためには、4 つの要因「S：ソフトウエア」「H：ハードウエア」「E：環境」「L：当事者以外の人間」が関係することを示唆し、当事者を含めた 5 つの要因に基づき分析する方法である。

解答　→ 4

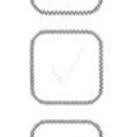

Q015　図のリスク管理対策に関係ないのはどれか。

1. リスクの把握
2. リスクの分析
3. リスクの処理
4. リスクの再評価
5. リスクレベル

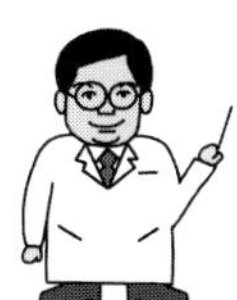

1. リスクの把握 → × 関係ある。3×3 の対医療事故の原則
2. リスクの分析 → × 関係ある。3×3 の対医療事故の原則
3. リスクの処理 → × 関係ある。3×3 の対医療事故の原則
4. リスクの再評価 → × 関係ある。3×3 の対医療事故の原則
5. リスクレベル → ○ 関係ない

―3×3 の対医療事故の原則―

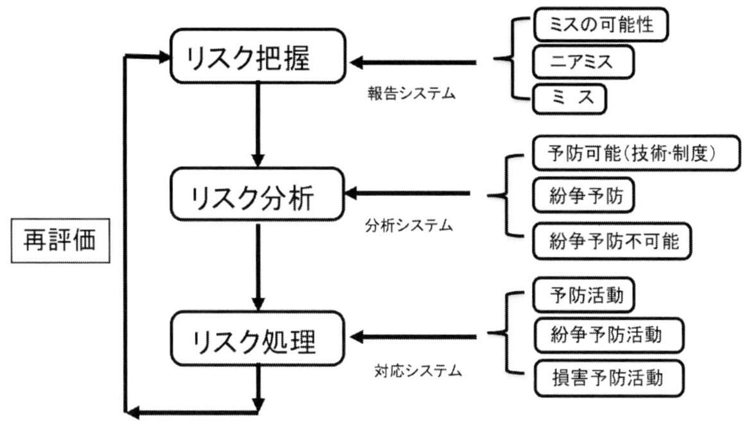

解答 →5

Q016 HMPS による医療事故の実態で、病院内で事故が最も多い場所はどこか。

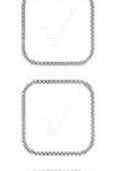

1. 手術室
2. 病室
3. 救急室
4. ICU
5. 放射線科

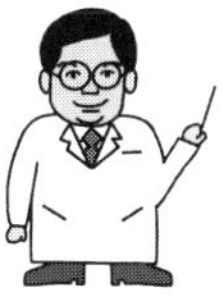

1. 手術室 → ○ 事故発生率 41.0%
2. 病室 → × 事故発生率 26.5%
3. 救急室 → × 事故発生率 2.9%
4. ICU → × 事故発生率 2.7%
5. 放射線科 → × 事故発生率 2.0%

事故発生は HMPS 医療事故の実態による。

解答 →1

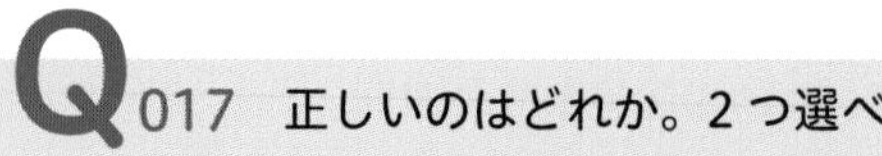

Q017　正しいのはどれか。2つ選べ。

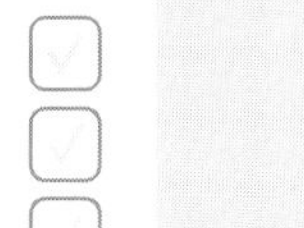

1. 不幸にも医療事故発生のメカニズムの防御システムが破られ、欠陥・失敗の連鎖の穴が直線状に開くと事故が発生する。
2. 人間のエラーは無意識のうちに発生するが、エラーは個人あるいは複数人による監視モニタが動作し、防御システムが機能しても防止できない。
3. 医療従事者がエラーの防護に失敗しても、リスクは大きく膨らんでいくことはない。
4. リスク管理対策では医療事故やニアミスに関する情報を収集する必要はない。
5. リスクマネジメントは目標を設定する必要がある。

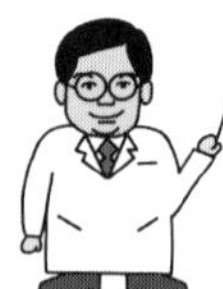

1. 不幸にも医療事故発生のメカニズムの防御システムが破られ、欠陥・失敗の連鎖の穴が直線状に開くと事故が発生する。　→　○　正しい
2. 人間のエラーは無意識のうちに発生するが、エラーは個人あるいは複数人による監視モニタが動作し、防御システムが機能しても防止はできない。
　→　×　防御システムが機能すれば防止できる
3. 医療従事者がエラーの防護に失敗しても、リスクは大きく膨らんでいくことはない。　→　×　リスクは大きく膨らんでいく
4. リスク管理対策では医療事故やニアミスに関する情報を収集する必要はない。
　→　×　情報を収集する必要がある
5. リスクマネジメントは目標を設定する必要がある。　→　○　正しい

解答　→1、5

Q018　リスクを受けた患者の損傷レベルの評価に関係ないのはどれか。

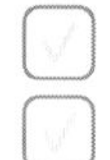

1. リスクの回避
2. リスクの移転
3. リスクの保有
4. リスクの低減
5. リスクの共有

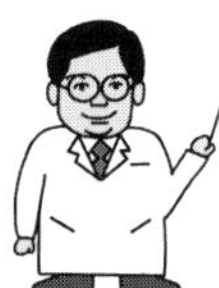

1. リスクの回避 → × 関係ある。損傷レベルの評価に関係する
2. リスクの移転 → × 関係ある。損傷レベルの評価に関係する
3. リスクの保有 → × 関係ある。損傷レベルの評価に関係する
4. リスクの低減 → × 関係ある。損傷レベルの評価に関係する
5. リスクの共有 → ○ 関係ない。リスク処理の種類である

解答 → 5

Q019 m-SHEL モデルの組み合わせで誤っているのはどれか。

1. S ——— ソフトウエア
2. H ——— ハードウエア
3. E ——— 環境
4. 中心の L ——— 同僚、関係者
5. M ——— マネジメント

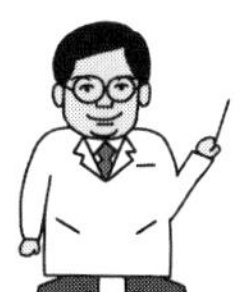

1. S ——— ソフトウエア → × 正しい
2. H ——— ハードウエア → × 正しい
3. E ——— 環境 → × 正しい
4. 中心の L ——— 同僚、関係者 → ○
   中心の L は当事者、周囲の L は同僚および関係者である。
5. M ——— マネジメント → × 正しい

解答 → 4

Q020 リスクの人的要因で正しいのはどれか。2 つ選べ。

1. 労働環境が悪い。
2. 人為的ミスが多い。
3. 医療機械が故障する。
4. 名前が間違いやすい。
5. 事故予防策が徹底されていない。

1. 労働環境が悪い。　→　×　リスクの体制要因
2. 人為的ミスが多い 。　→　○　正しい。リスクの人的要因
3. 医療機械が故障する。　→　×　リスクの物的要因
4. 名前が間違いやすい。　→　○　正しい。リスクの人的要因
5. 事故予防策が徹底されていない。　→　×　リスクの体制要因

解答　→ 2、4

Q021　リスクの物的要因で正しいのはどれか。2 つ選べ。

1. 労働環境が悪い。
2. 薬漬けの医療である。
3. 医療機械が故障する。
4. 名前が間違いやすい。
5. 事故予防策が徹底されていない。

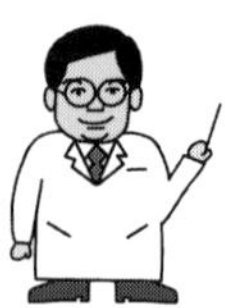

1. 労働環境が悪い。　→　×　リスクの体制要因
2. 薬漬けの医療である。　→　○　正しい。リスクの物的要因
3. 医療機械が故障する。　→　○　正しい。リスクの物的要因
4. 名前が間違いやすい。　→　×　リスクの人的要因
5. 事故予防策が徹底されていない。　→　×　リスクの体制要因

解答　→ 2、3

Q022　リスクの体制要因で正しいのはどれか。2 つ選べ。

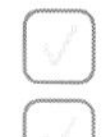

1. 労働環境が悪い。
2. 薬漬けの医療である。
3. 医療機械が故障する。
4. 名前が間違いやすい。
5. 事故予防策が徹底されていない。

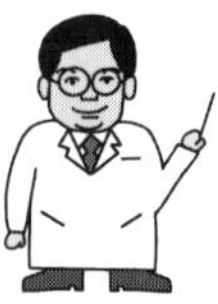

1. 労働環境が悪い。　→　○　正しい。リスクの体制要因
2. 薬漬けの医療である。　→　×　リスクの物的要因
3. 医療機械が故障する。　→　×　リスクの物的要因
4. 名前が間違いやすい。　→　×　リスクの人的要因
5. 事故予防策が徹底されていない。　→　○　正しい。リスクの体制要因

解答　→ 1、5

Q023 X線検査で入射面線量が最も高いのはどれか。

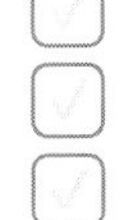

1. 胸部撮影
2. 腹部撮影
3. 乳房撮影
4. 注腸検査
5. 股関節撮影

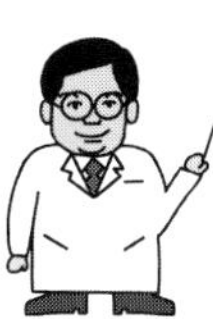

1. 胸部撮影　→　×　0.2 mGy
2. 腹部撮影　→　×　1.2 mGy
3. 乳房撮影　→　×　6 mGy
4. 注腸検査　→　◯　21.5 mGy　透視を行うため入射面線量は最も高い
5. 股関節撮影　→　×　1.4 mGy

解答　→ 4

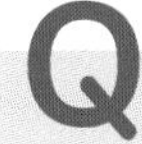

Q024 中心静脈穿刺合併症の予防策で誤っているのはどれか。

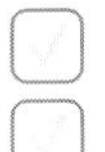

1. 術者は穿刺手技の訓練をあらかじめ受ける。
2. 挿入後のカテーテルの位置確認は不要である。
3. 中心静脈カテーテル挿入後には、注意深い患者管理を行う。
4. 致死的合併症が起こり得るリスクの高い手技であることを認識する。
5. カテーテル挿入時にはその必要性と患者のリスクを書面で説明する。

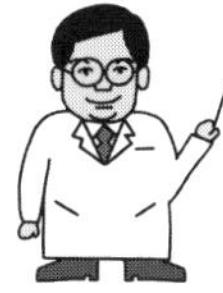

1. 術者は穿刺手技の訓練をあらかじめ受ける。　→　×　正しい
2. 挿入後のカテーテルの位置確認は不要である。
　→　◯　必ず位置確認が必要である
3. 中心静脈カテーテル挿入後には、注意深い患者管理を行う。　→　×　正しい
4. 致死的合併症が起こり得るリスクの高い手技であることを認識する。
　→　×　正しい
5. カテーテル挿入時にはその必要性と患者のリスクを書面で説明する。
　→　×　正しい

解答　→ 2

Q025　X 線消化管検査の合併症でないのはどれか。

1. 便秘
2. 腸閉塞
3. 吐気・嘔吐
4. バリウムの誤嚥
5. 腸管出血大腸菌感染症

1. 便秘	→	×	合併症
2. 腸閉塞	→	×	合併症
3. 吐気・嘔吐	→	×	合併症
4. バリウムの誤嚥	→	×	合併症
5. 腸管出血大腸菌感染症	→	◯	感染症

解答　→ 5

Q026　感染症でないのはどれか。

1. MRSA
2. B 型肝炎
3. C 型肝炎
4. アナフィラキシー
5. 重症急性呼吸器症候群

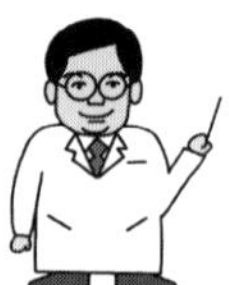

1. MRSA	→	×	感染症
2. B 型肝炎	→	×	感染症
3. C 型肝炎	→	×	感染症
4. アナフィラキシー	→	◯	アレルギー反応
5. 重症急性呼吸器症候群	→	×	感染症

解答　→ 4

Q027 図で適切な手洗い方法はどれか。

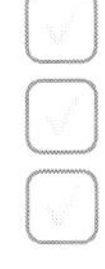

1\. 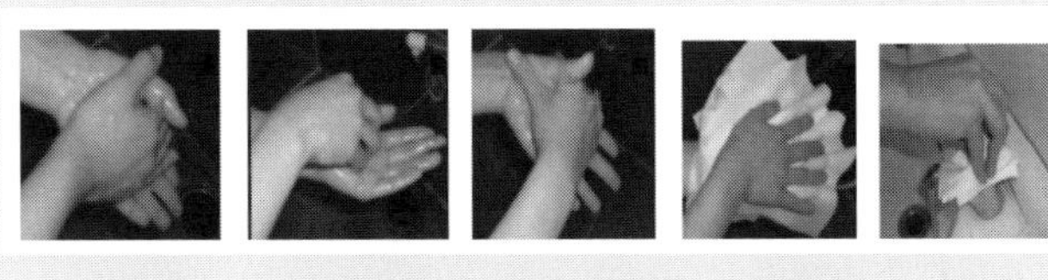

2\. 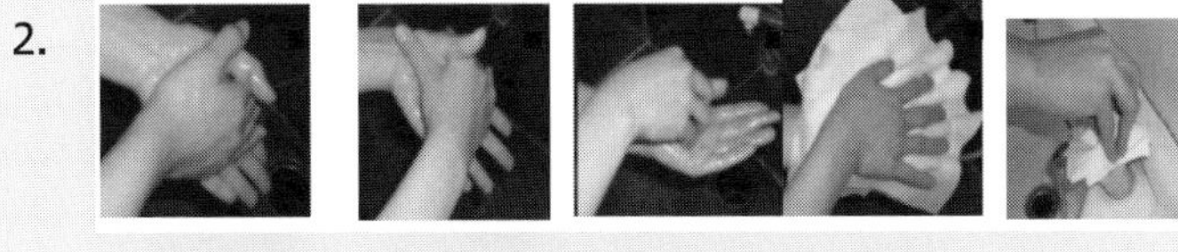

3\. 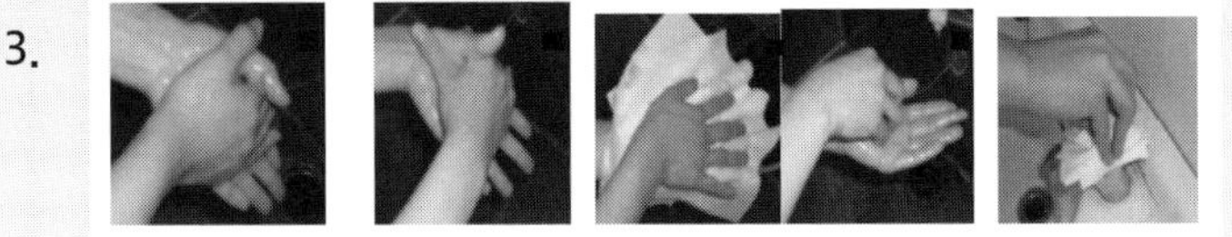

4\. 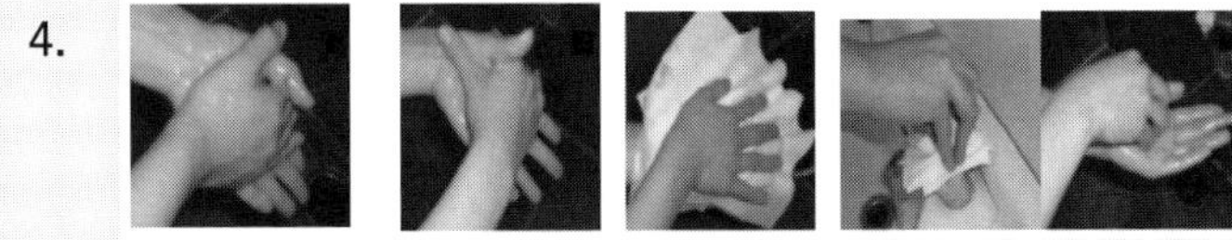

5\. 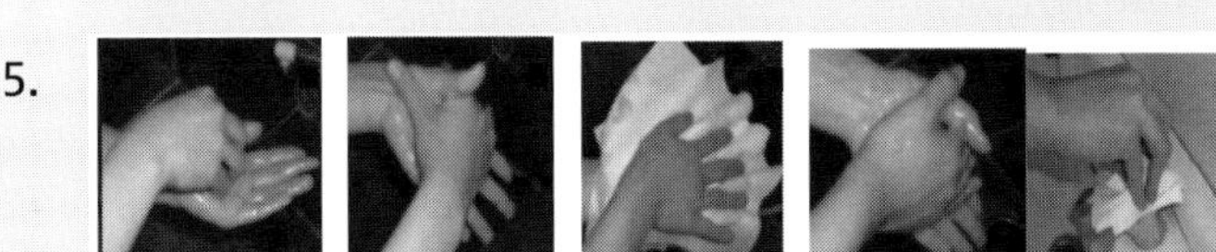

（大野義一郎：感染対策マニュアル．医学書院、2007 より改編）

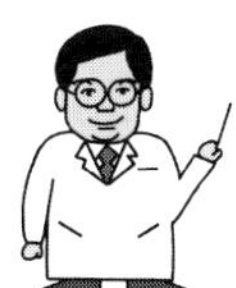

1. → ○
2. → ×
3. → ×
4. → ×
5. → ×

解答 →1

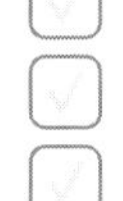

Q028　図の予防法はどれか。2 つ選べ。

1. X 線被曝防止対策
2. 血液の接触予防対策
3. 体液の接触予防対策
4. 針刺し損傷の防止対策
5. 造影剤の漏れ防止対策

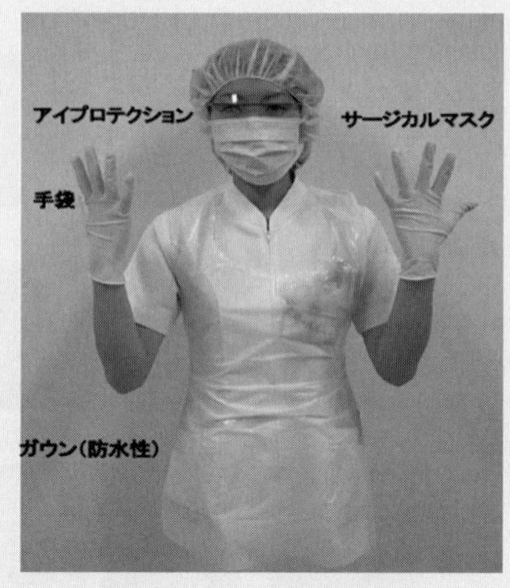

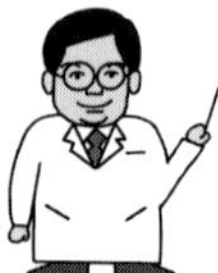

1. X 線被曝防止対策　→　×
2. 血液の接触予防対策　→　○　正しい
3. 体液の接触予防対策　→　○　正しい
4. 針刺し損傷の防止対策　→　×
5. 造影剤の漏れ防止対策　→　×

解答　→ 2、3

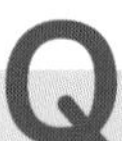

Q029　X 線撮影による医療事故の防止対策でないのはどれか。

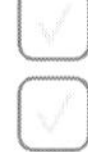

1. 撮影技術を習得し被曝低減に努める。
2. 患者の氏名を十分に確認して撮影する。
3. 妊娠可能年齢の女性に対して妊娠の有無の確認を行う。
4. 患者の転倒・転落を防止するための適切な介助と観察を行う。
5. 脱衣や装飾品などは取り外す必要性があるが患者の同意は不要である。

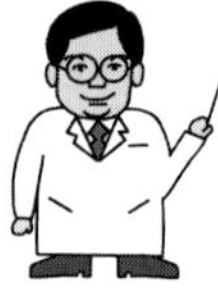

1. 撮影技術を習得し被曝低減に努める。　→　×　事故防止対策
2. 患者の氏名を十分に確認して撮影する。　→　×　事故防止対策
3. 妊娠可能年齢の女性に対して妊娠の有無の確認を行う。　→　×　事故防止対策
4. 患者の転倒・転落を防止するための適切な介助と観察を行う。
　→　×　事故防止対策
5. 脱衣や装飾品などは取り外す必要性があるが患者の同意は不要である。→　○
脱衣や装飾品などは取り外す必要性があることを説明し、患者の同意をとる。

解答　→ 5

Q030 MRI による医療事故の防止対策でないのはどれか。

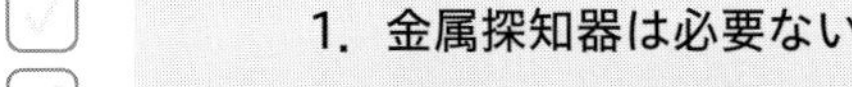

1. 金属探知器は必要ない。
2. 検査中の患者監視システムを強化する。
3. 患者にインフォームド・コンセントを行う。
4. ストレッチャなどは非磁性体のものを常時準備しておく。
5. 患者の転倒・転落を防止するための適切な介助と観察を行う。

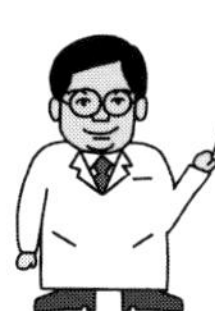

1. 金属探知器は必要ない。 → ○ 金属探知器の準備や設置が必要である。
2. 検査中の患者監視システムを強化する。 → × 事故防止対策
3. 患者にインフォームド・コンセントを行う。 → × 事故防止対策
4. ストレッチャなどは非磁性体のものを常時準備しておく。 → × 事故防止対策
5. 患者の転倒・転落を防止するための適切な介助と観察を行う。 → × 事故防止対策

解答 →1

Q031 放射線診断機器・器具の不具合で発生するリスクに関係ないのはどれか。

1. 検査
2. X 線照射
3. 撮影技術
4. 画像の提供
5. 医療機器の品質の確保

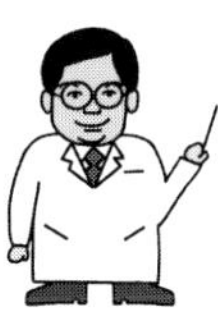

1. 検査 → × 検査が中止になる。
2. X 線照射 → × X 線照射ができなくなる。
3. 撮影技術 → ○ 診療放射線技師個人の問題である。
4. 画像の提供 → × 適切な画像が提供できなくなる。
5. 医療機器の品質の確保 → × 医療機器の品質・有効性および安全性が確保できなくなる。

解答 →3

Q032　X 線消化管検査用造影剤はどれか。2 つ選べ。

1. イソビスト®
2. 硫酸バリウム
3. イオパミロン®
4. イオプロミド®
5. ガストログラフィン®

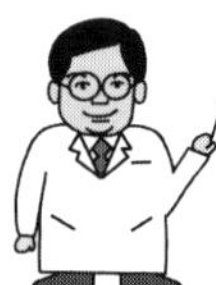

1. イソビスト®　→　×
   イソビスト®注　240　非イオン性　脳槽・脊髄・関節造影剤
   イソビスト®注　300　非イオン性　子宮卵管・関節造影剤
2. 硫酸バリウム　→　○　消化管検査用
3. イオパミロン®　→　×
   イオパミドール®注射液　非イオン性　尿路・血管造影剤
4. イオプロミド®　→　×
   イオプロミド®注射液　非イオン性　尿路・血管造影剤（ジェネリック）
5. ガストログラフィン®　→　○　消化管検査用

解答　→ 2、5

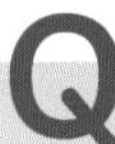

Q033　造影剤の使用上の注意で正しいのはどれか。2 つ選べ。

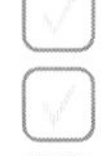

1. 有害事象の発現の可能性を想定しておく。
2. 医療スタッフの造影剤に関する教育は必要ない。
3. 救急医療装置・器具と各種の救急用薬剤の準備は必要ない。
4. 造影剤投与が臨床的に妥当性のあるものかどうかを確認する。
5. 救急処置法を救急救命医に対応させ、救急処置方法の対応は必要ない。

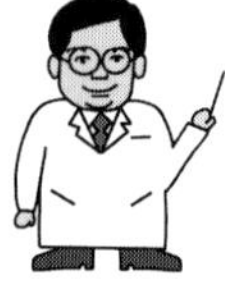

1. 有害事象の発現の可能性を想定しておく。　→　○
2. 医療スタッフの造影剤に関する教育は必要ない。　→　×
   医療スタッフは適切な教育を受ける必要がある
3. 救急医療装置・器具と各種の救急用薬剤の準備は必要ない。　→　×
   救急用薬剤等は準備しておく
4. 造影剤投与が臨床的に妥当性のあるものかどうかを確認する。　→　○
5. 救急処置法を救急救命医に対応させ、救急処置方法の対応は必要ない。→　×
   有害事象の発現の可能性を想定し、救急処置方法を熟知し、対応できる状態にしておく。

解答　→ 1、4

Q034 陽性造影剤の特徴で正しいのはどれか。2つ選べ。

1. 原子番号は小さい。
2. 有害事象は発生しない。
3. コントラストが強調される。
4. 周辺臓器とX線吸収は同じである。
5. ヨウ素に対し過敏症のある者は禁忌である。

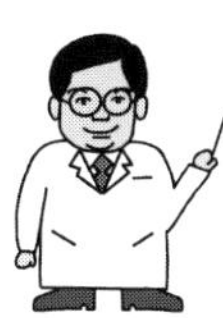

1. 原子番号は小さい。 → × 原子番号は大きい
2. 有害事象は発生しない。 → × 有害事象は発生する
3. コントラストが強調される。 → ◯
4. 周辺臓器とX線吸収は同じである。→ × 周辺臓器よりX線吸収が増大する
5. ヨウ素に対し過敏症のある者は禁忌である。 → ◯

解答 →3、5

Q035 造影剤で重篤な有害事象はどれか。

1. 吐き気
2. 動悸
3. 頭痛
4. かゆみ
5. 血圧低下

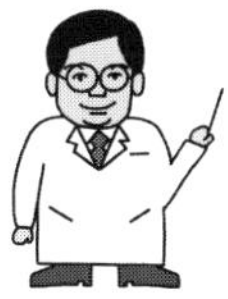

1. 吐き気 → × 造影剤の軽度な有害事象
2. 動悸 → × 造影剤の軽度な有害事象
3. 頭痛 → × 造影剤の軽度な有害事象
4. かゆみ → × 造影剤の軽度な有害事象
5. 血圧低下 → ◯ 重篤な有害事象

解答 →5

Q036 造影剤で軽度な有害事象はどれか。

1. 発疹
2. 意識障害
3. 血圧低下
4. 呼吸困難
5. アナフィラキシーショック

1. 発疹 → ○ 軽度な有害事象
2. 意識障害 → × 重い有害事象
3. 血圧低下 → × 重い有害事象
4. 呼吸困難 → × 重い有害事象
5. アナフィラキシーショック → × 重い有害事象

解答 →1

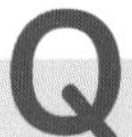

037 部位と造影剤の症状の組み合わせで正しいのはどれか。2つ選べ。

1. 中枢神経系 ——— 気管支痙攣
2. 消化器 ——— 疼痛
3. 皮膚 ——— 蕁麻疹
4. 心臓 ——— 不整脈
5. 呼吸器 ——— 頭痛

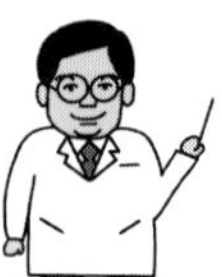

1. 中枢神経系 ——— 気管支痙攣 → × 頭痛、錯乱、目眩、痙攣
2. 消化器 ——— 疼痛 → × 嘔吐、嘔気、下痢
3. 皮膚 ——— 蕁麻疹 → ○ 疼痛、腫脹、熱感、紅斑、蕁麻疹
4. 心臓 ——— 不整脈 → ○ 不整脈、心臓不全収縮、高血圧
5. 呼吸器 ——— 頭痛 → × 呼吸困難、喉頭痙攣

解答 →3、4

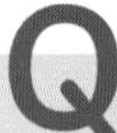

038 MRI用造影剤はどれか。

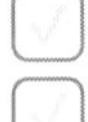

1. イオトロラン（イソビスト®）
2. 硫酸バリウム
3. イオパミドール（イオパミロン®）
4. ガドリニウム製剤
5. アミドトリゾ酸（ガストログラフィン®）

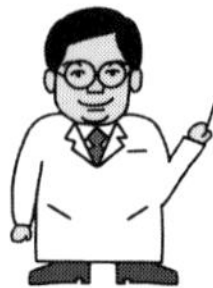

1. イオトロラン（イソビスト®） → × 子宮卵管・関節造影用
2. 硫酸バリウム → × 消化管検査用
3. イオパミドール（イオパミロン®） → × 血管造影剤
4. ガドリニウム製剤 → ○ MRI検査用
5. アミドトリゾ酸（ガストログラフィン®） → × 消化管検査用

解答 →4

Q039 MRI 用造影の原則禁忌ではないのはどれか。

1. ヨウ素過敏症の者
2. 気管支喘息のある者
3. アレルギーのある者
4. 腎機能の低下している者
5. MRI 造影剤に対し有害事象が出やすい場合

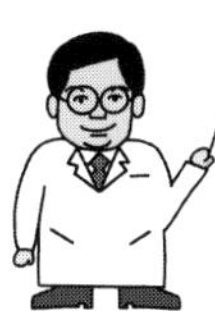

1. ヨウ素過敏症の者 → ○ ヨウ素造影剤の禁忌
2. 気管支喘息のある者 → × MRI 用造影剤の原則禁忌
3. アレルギーのある者 → × MRI 用造影剤の原則禁忌
4. 腎機能の低下している者 → × MRI 用造影剤の原則禁忌
5. MRI 造影剤に対し有害事象が出やすい場合 → × MRI 用造影剤の原則禁忌

解答 → 1

Q040 胃検査用の発泡剤で適切でないのはどれか。

1. 必要なガス量が容易に得られる。
2. 投与が簡単で小腸の中で発泡する。
3. 造影剤に影響を与えない。
4. 品質が安定している。
5. 胃内に気泡が残らない。

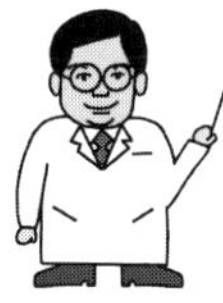

1. 必要なガス量が容易に得られる。 → × 正しい
2. 投与が簡単で小腸の中で発泡する。 → ○ 胃の中で発泡する
3. 造影剤に影響を与えない。 → × 正しい
4. 品質が安定している。 → × 正しい
5. 胃内に気泡が残らない。 → × 正しい

解答 → 2

Q041 検査と所見の組み合わせで正しいのはどれか。2 つ選べ。

1. 心電図検査 ——— コンソリデーション
2. 胸部 X 線検査 ——— 結節影
3. 胸部 CT 検査 ——— スリガラス様陰影
4. 上部消化管内視鏡 ——— 軸偏位
5. 腹部超音波検査 ——— シルエットサイン

1. 心電図検査	――― コンソリデーション	→ ×	
2. 胸部 X 線検査	――― 結節影	→ ○	正しい
3. 胸部 CT 検査	――― スリガラス様陰影	→ ○	正しい
4. 上部消化管内視鏡	――― 軸偏位	→ ×	
5. 腹部超音波検査	――― シルエットサイン	→ ×	

解答　→ 2、3

Q042　救命の連鎖に関係ないのはどれか。

1. 手術
2. 心停止の予防
3. 心停止の早期認識と通報
4. 一次救命処置
5. 二次救命処置と心拍再開後の集中治療

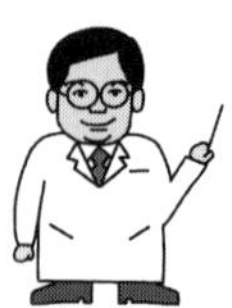

1. 手術	→ ○	
2. 心停止の予防	→ ×	救命の連鎖（1 番目）
3. 心停止の早期認識と通報	→ ×	救命の連鎖（2 番目）
4. 一次救命処置	→ ×	救命の連鎖（3 番目）
5. 二次救命処置と心拍再開後の集中治療	→ ×	救命の連鎖（4 番目）

解答　→ 1

Q043　成人の心停止の主な原因ではないのはどれか。

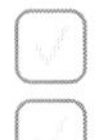

1. 溺水
2. 急性心筋梗塞
3. 高齢者の窒息
4. 入浴中の事故
5. 突然の運動死

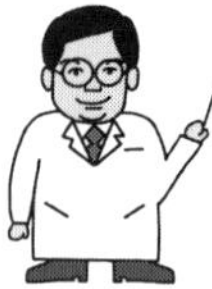

1. 溺水	→ ○	小児の心停止で多い
2. 急性心筋梗塞	→ ×	成人の心停止で多い
3. 高齢者の窒息	→ ×	成人の心停止で多い
4. 入浴中の事故	→ ×	成人の心停止で多い
5. 突然の運動死	→ ×	成人の心停止で多い

解答　→ 1

Q044　気管挿管時の薬剤と効能で適切でないのはどれか。

1. プロポフォール ――― 全身麻酔の導入と維持
2. キシロカイン ――― 重症筋無力症
3. ミタゾラム ――― 催眠鎮静
4. デクスメデトミジン ――― 集中治療における人工呼吸
5. スキソメトニウム ――― 麻酔時の筋弛緩

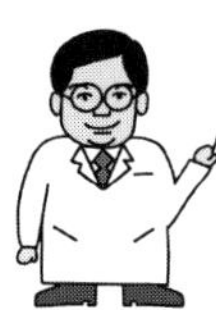

1. プロポフォール	―――	全身麻酔の導入と維持	→	×	正しい
2. キシロカイン	―――	重症筋無力症	→	○	表面麻酔
3. ミタゾラム	―――	催眠鎮静	→	×	正しい
4. デクスメデトミジン	―――	集中治療における人工呼吸	→	×	正しい
5. スキソメトニウム	―――	麻酔時の筋弛緩	→	×	正しい

解答　→ 2

Q045　造影剤によるアナフィラキシーショックで正しいのはどれか。2 つ選べ。

1. 窒息の症状が出る。
2. 呼吸不全の症状が出る。
3. 第一選択薬はステロイドである。
4. 医療従事者に救急救命法の訓練は必要ない。
5. 検査医の気道管理スキルの知識は必要ない。

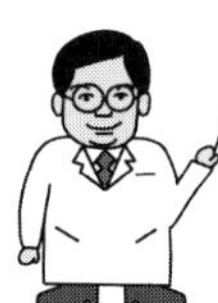

1. 窒息の症状が出る。	→	○	
2. 呼吸不全の症状が出る。	→	○	
3. 第一選択薬はステロイドである。	→	×	「エピネフリン」である
4. 医療従事者に救急救命法の訓練は必要ない。	→	×	訓練は必要である
5. 検査医の気道管理スキルの知識は必要ない。	→	×	知識は必要である

解答　→ 1、2

Q046　静脈針の抜針静脈針の手順で正しいのはどれか

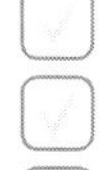

1. 必要物品の準備 → 抜針 → 圧迫止血 → 止血テープ貼布 → 止血確認
2. 必要物品の準備 → 圧迫止血 → 止血テープ貼布 → 抜針 → 止血確認
3. 抜針 → 止血テープ貼布 → 止血確認 → 圧迫止血 → 必要物品の準備
4. 圧迫止血 → 抜針 → 止血テープ貼布 → 止血確認 → 必要物品の準備
5. 圧迫止血 → 止血確認 → 止血テープ貼布 → 抜針 → 必要物品の準備

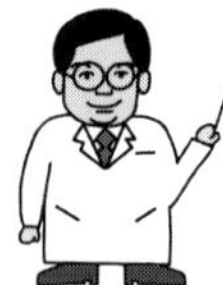

1. 必要物品の準備 → 抜針 → 圧迫止血 → 止血テープ貼布 → 止血確認 → ○
2. 必要物品の準備 → 圧迫止血 → 止血テープ貼布 → 抜針 → 止血確認 → ×
3. 抜針 → 止血テープ貼布 → 止血確認 → 圧迫止血 → 必要物品の準備 → ×
4. 圧迫止血 → 抜針 → 止血テープ貼布 → 止血確認 → 必要物品の準備 → ×
5. 圧迫止血 → 止血確認 → 止血テープ貼布 → 抜針 → 必要物品の準備 → ×

解答　→ 1

Q047　抜針で適切でないのはどれか。

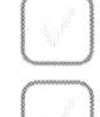

1. 患者に声かけを忘れない。
2. 異常を見つけたら抜針を中止する。
3. 腫脹・発赤がある場合は輸液を注入する。
4. アナフィラキシーショックの場合は輸液を再開すること。
5. 診療放射線技師は異常を見つけたら医師や看護師を呼ぶこと。

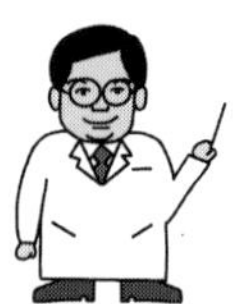

1. 患者に声かけを忘れない。 → × 正しい
2. 異常を見つけたら抜針を中止する。 → × 正しい
3. 腫脹・発赤がある場合は輸液を注入する。 → ○ 輸液を停止する
4. アナフィラキシーショックの場合は輸液を再開すること。 → × 正しい
5. 診療放射線技師は異常を見つけたら医師や看護師を呼ぶこと。 → × 正しい

解答　→ 3

Q048　一次救命処置で関係ないのはどれか。

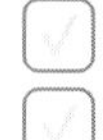

1. 薬剤投与
2. 胸骨圧迫
3. 気道確保
4. AED の使用
5. 心停止の判断

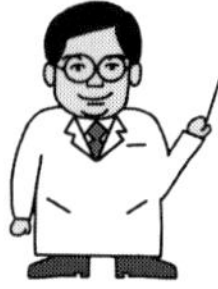

1. 薬剤投与 → ○ 二次救命処置
2. 胸骨圧迫 → × 一次救命処置
3. 気道確保 → × 一次救命処置
4. AED の使用 → × 一次救命処置
5. 心停止の判断 → × 一次救命処置

解答　→ 1

Q049 診療放射線技師の業務でないのはどれか。

1. X 線撮影
2. 超音波検査
3. RI 検査
4. 眼底写真撮影
5. MRI 検査

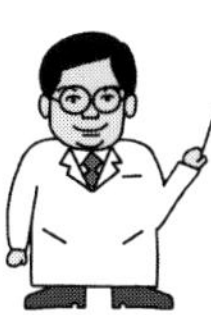

1. X 線撮影 → ×
2. 超音波検査 → ×
3. RI 検査 → ×
4. 眼底写真撮影 → ○ 散瞳薬を投与した者の眼底を撮影するものを除く
5. MRI 検査 → ×

解答 → 4

Q050 診療放射線技師の業務でないのはどれか。

1. CT 検査の放射線診療で造影剤を静脈に注射する行為
2. 核医学検査のために静脈路に放射性医薬品を投与するための装置を接続する行為
3. 上部消化管検査のために鼻腔に挿入されたカテーテルから造影剤を注入する行為
4. 造影剤の注入が終了した後にカテーテルを抜去する行為
5. 画像誘導放射線治療に際して、カテーテル挿入部（肛門）を確認のうえ、肛門よりカテーテルを挿入する行為

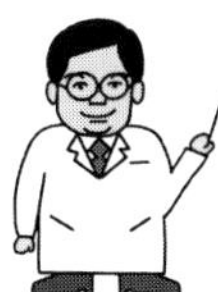

1. CT 検査の放射線診療で造影剤を静脈に注射する行為 → ○
抜針および止血ができるが静注はできない
2. 核医学検査のために静脈路に放射性医薬品を投与するための装置を接続する行為
→ × 診療放射線技師法の改正で可能
3. 上部消化管検査のために鼻腔に挿入されたカテーテルから造影剤を注入する行為
→ × 診療放射線技師法の改正で可能
4. 造影剤の注入が終了した後にカテーテルを抜去する行為
→ × 診療放射線技師法の改正で可能
5. 画像誘導放射線治療に際して、カテーテル挿入部（肛門）を確認のうえ、肛門よりカテーテルを挿入する行為 → × 診療放射線技師法の改正で可能

解答 → 1

Q051　リスクで直ちに報告する必要がないのはどれか。

1. 血栓や異物を注入
2. ヒヤリ・ハットの事例
3. 造影剤を内膜下への注入
4. 穿刺部の血腫、血管の攣縮、血栓
5. 検査中のカテーテルやガイドワイヤの破損

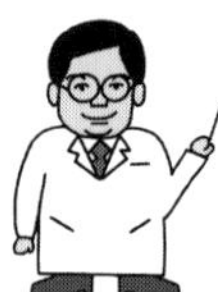

1. 血栓や異物を注入　→　×　直ちに報告する
2. ヒヤリ・ハットの事例　→　○
   ヒヤリ・ハットはすぐに報告する必要はない
3. 造影剤を内膜下への注入　→　×　直ちに報告する
4. 穿刺部の血腫、血管の攣縮、血栓　→　×　直ちに報告する
5. 検査中のカテーテルやガイドワイヤの破損　→　×　直ちに報告する

解答　→ 2

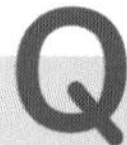

Q052　検査機器による有害事象で直ちに報告する必要がないのはどれか。

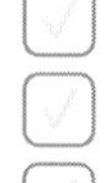

1. 患者が検査台から落下して傷害を負わせた場合
2. ポータブルX線装置と患者が接触・衝突した場合
3. X線 TV 透視時の圧迫で患者に傷害を負わせた場合
4. 患者が機器と接触・衝突をして傷害を負わせた場合
5. 装置の器具・補助具が患者の上に落下し、傷害を負わせた場合

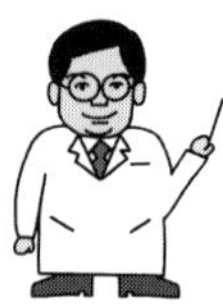

1. 患者が検査台から落下して傷害を負わせた場合
   →　×　直ちに報告する必要がある
2. ポータブルX線装置と患者が接触・衝突した場合
   →　○　ヒヤリ・ハットで報告
3. X線 TV 透視時の圧迫で患者に傷害を負わせた場合
   →　×　直ちに報告する必要がある
4. 患者が機器と接触・衝突をして傷害を負わせた場合
   →　×　直ちに報告する必要がある
5. 装置の器具・補助具が患者の上に落下し、傷害を負わせた場合
   →　×　直ちに報告する必要がある

解答　→ 2

Q053 放射線診療で直ちに報告する必要がないのはどれか。

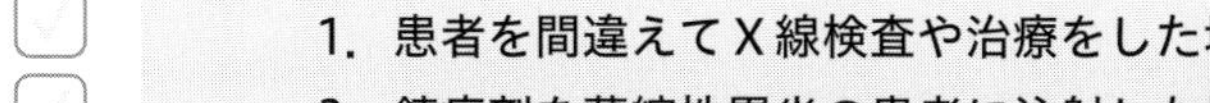

1. 患者を間違えてX線検査や治療をした場合
2. 鎮痙剤を萎縮性胃炎の患者に注射した場合
3. 妊娠女性に胃透視検査、注腸検査、下腹部のX線検査やCT検査を行った場合
4. 消化管検査で硫酸バリウムによって大腸狭窄、閉塞など有害事象が起きた場合
5. ヨード造影剤によるアナフィラキシーショックなど重篤な有害事象が発生した場合

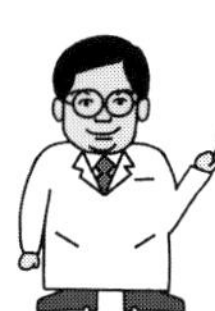

1. 患者を間違えてX線検査や治療をした場合　→　×　直ちに報告する
2. 鎮痙剤を萎縮性胃炎の患者に注射した場合　→　○　報告する必要はない

鎮痙剤を重症心疾患、緑内障、前立腺肥大症の患者に注射した場合は直ちに報告する。

3. 妊娠女性に胃透視検査、注腸検査、下腹部のX線検査やCT検査を行った場合　→　×　直ちに報告する
4. 消化管検査で硫酸バリウムによって大腸狭窄、閉塞など有害事象が起きた場合　→　×　直ちに報告する
5. ヨード造影剤によるアナフィラキシーショックなど重篤な有害事象が発生した場合　→　×　直ちに報告する

解答　→ 2

Q054 放射線治療で直ちに報告する必要がないのはどれか。

1. 密封小線源を使用した場合
2. 患者に過剰照射を行った場合
3. 患者に過少照射を行った場合
4. 医療従事者が密封小線源の取り扱い中に放射線被曝をした場合
5. 放射線治療装置の設置中にメーカ保守員が誤って放射線被曝をした場合

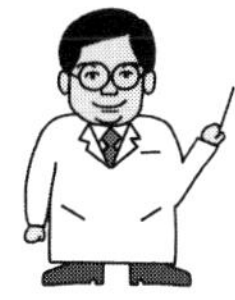

1. 密封小線源を使用した場合　→　○　直ちに報告する必要はない。密封小線源を紛失した場合には直ちに報告する。
2. 患者に過剰照射を行った場合　→　×　直ちに報告する
3. 患者に過少照射を行った場合　→　×　直ちに報告する
4. 医療従事者が密封小線源の取り扱い中に放射線被曝をした場合　→　×　直ちに報告する
5. 放射線治療装置の設置中にメーカ保守員が誤って放射線被曝をした場合　→　×　直ちに報告する

解答　→ 1

Q055 リスク事例でないのはどれか。

1. ヒヤリ・ハット
2. 診療支援
3. 医療事故
4. トラブル
5. 苦情

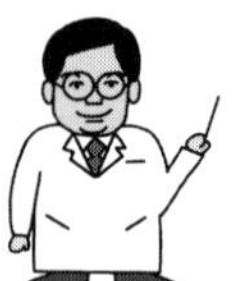

1. ヒヤリ・ハット　→　×　リスク事例
2. 診療支援　→　○　リスク事例ではない
3. 医療事故　→　×　リスク事例
4. トラブル　→　×　リスク事例
5. 苦情　→　×　リスク事例

解答　→ 2

Q056 放射線治療において誤照射を防止するための対策で誤っているのはどれか。

1. 治療期間中の患者の診察を十分に行う。
2. アイソセンタを基準とする線量表示法を用いる。
3. モニタ単位数の算出は決められた一人に一任する。
4. 治療担当者は学会などが行う研修に積極的に参加する。
5. 診療放射線技師として医師と役割を互いに確認し、それをマニュアル化する。

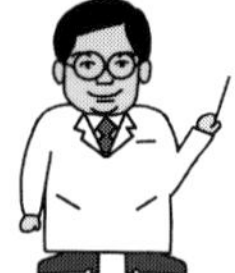

1. 治療期間中の患者の診察を十分に行う。　→　×　誤照射事故の原因
2. アイソセンタを基準とする線量表示法を用いる。　→　×　誤照射事故の原因
3. モニタ単位数の算出は決められた一人に一任する。　→　○
モニタ単位数の算出は複数人で検証する。
4. 治療担当者は学会などが行う研修に積極的に参加する。
→　×　誤照射事故の原因
5. 診療放射線技師として医師と役割を互いに確認し、それをマニュアル化する。
→　×　誤照射事故の原因

解答　→ 3

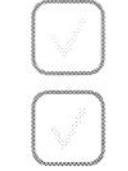

057 病室撮影で感染患者への対応で適切でないのはどれか。

1. N95 マスクを着用する。
2. 感染患者と距離をとる。
3. 撮影時に患者に触れない。
4. 手袋・ガウンを着用する。
5. 医療従事者を感染から防ぐ。

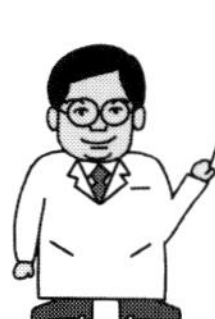

1. N95 マスクを着用する。 → × 適切
2. 感染患者と距離をとる。 → × 適切
3. 撮影時に患者に触れない。 → ○ 適切でない
4. 手袋・ガウンを着用する。 → × 適切
5. 医療従事者を感染から防ぐ。 → × 適切

感染拡大は感染経路、感染源、宿主の 3 因子に関係するが、X 線撮影のポジショニング時には患者に触る必要がある。

解答 → 3

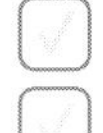

058 放射線診療事故時の対応で応急処置の原則に含まれないのはどれか。

1. 通報
2. 安全保持
3. 安全教育
4. 拡大防止
5. 過大評価

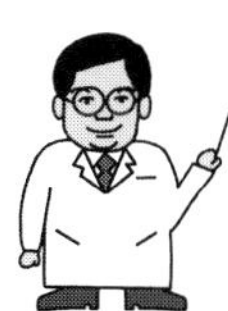

1. 通報 → × 応急処置の原則
2. 安全保持 → × 応急処置の原則
3. 安全教育 → ○ 応急処置の原則に含まれない
4. 拡大防止 → × 応急処置の原則
5. 過大評価 → × 応急処置の原則

放射線事故時の対応には、安全保持の原則、通報の原則、拡大防止の原則、過大評価の原則がある。

解答 → 3

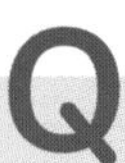

059　継続的な医療の質の向上のための最適な方法はどれか。

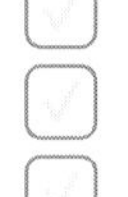

1. 4M-4E 方式
2. SHEL モデル
3. PDCA サイクル
4. フィッシュ・ボーン図
5. ASHRM 推奨の特性要因図

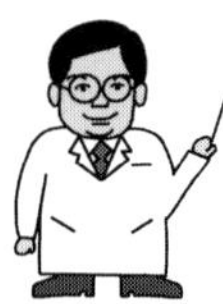

1. 4M-4E 方式 → × 医療事故原因の分析方法
2. SHEL モデル → × 医療事故原因の分析方法
3. PDCA サイクル → ○ 継続的な医療の質の向上
4. フィッシュ・ボーン図 → × 医療事故原因の分析方法
5. ASHRM 推奨の特性要因図 → × 医療事故原因の分析方法

解答　→ 3

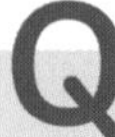

060　診療放射線技師が実施できる業務内容はどれか。

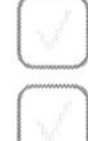

1. 麻酔薬を投与する。
2. 造影剤の選択を行う。
3. 注射針を静脈に刺入する。
4. ゾンデを胃内に挿入する。
5. 患者に X 線検査の説明を行う。

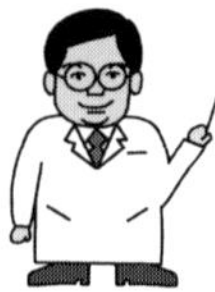

1. 麻酔薬を投与する。 → × 医師の業務
2. 造影剤の選択を行う。 → × 医師の業務
3. 注射針を静脈に刺入する。 → × 医師の業務
4. ゾンデを胃内に挿入する。 → × 医師の業務
5. 患者に X 線検査の説明を行う。 → ○ 診療放射線技師の業務

解答　→ 5

Q061 診療放射線技師の患者の対応として適切なのはどれか。

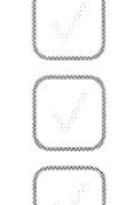

1. 治療台に移動する際に介助した。
2. 患者に聞かれたので病名を告げた。
3. 患者を安心させるために他の患者の治療経過を教えた。
4. 外部照射中の患者に小児を近づけないように指導した。
5. 照射すべき範囲が照射野から一部外れていたが黙っていた。

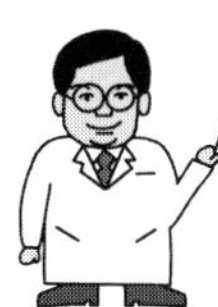

1. 治療台に移動する際に介助した。 → ○
2. 患者に聞かれたので病名を告げた。 → ×
3. 患者を安心させるために他の患者の治療経過を教えた。
   → × 守秘義務を遵守する必要がある
4. 外部照射中の患者に小児を近づけないように指導した。
   → × 感染症等の患者ではない
5. 照射すべき範囲が照射野から一部外れていたが黙っていた。
   → × 適切な医療の実施

解答 →1

Q062 労災分析によるハインリッヒの法則で適切なのはどれか。

	重大な事故	軽微な事故	ヒヤリ・ハット
1.	1	9	100
2.	1	19	200
3.	1	29	300
4.	1	39	400
5.	1	49	500

	重大な事故	軽微な事故	ヒヤリ・ハット	
1.	1	9	100	→ ×
2.	1	19	200	→ ×
3.	1	29	300	→ ○
4.	1	39	400	→ ×
5.	1	49	500	→ ×

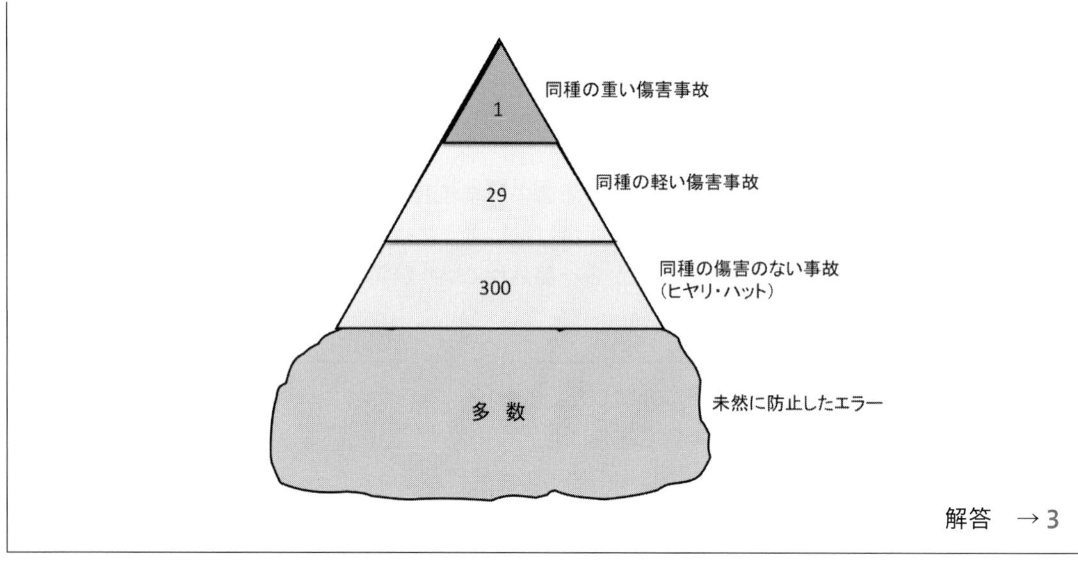

解答　→ 3

Q063　MRI 検査と磁場の影響で適切な組み合わせはどれか。2 つ選べ。

1. 時計 ——— 動作不良
2. はさみ ——— 画像変形・コントラスト異常
3. ペースメーカ ——— 磁場による移動・高周波発熱
4. 磁気カード類 ——— 情報消失
5. 金歯等金属入歯 ——— 飛行外傷

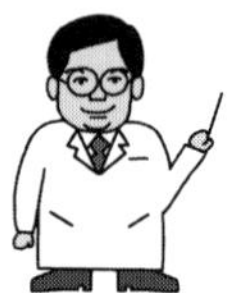

1. 時計 ——— 動作不良 → ○
2. はさみ ——— 画像変形・コントラスト異常 → × 磁場による移動
3. ペースメーカ ——— 磁場による移動・高周波発熱 → × 不動作
4. 磁気カード類 ——— 情報消失 → ○
5. 金歯等金属入歯 ——— 飛行外傷 → × 画像変形

解答　→ 1、4

Q064　病院のインシデント事例の報告をしないでよいのはどれか。

1. 職場環境の整備
2. 他部署との情報共有
3. 紛争化防止対策の検討
4. インシデント事例の責任所在
5. インシデント事例の原因分析

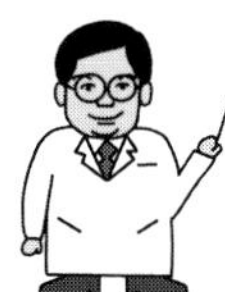

1. 職場環境の整備 → × 適切
2. 他部署との情報共有 → × 適切
3. 紛争化防止対策の検討 → × 適切
4. インシデント事例の責任所在 → ○ 必要ない
5. インシデント事例の原因分析 → × 適切

解答 →4

Q065 リスクマネジメントの方法で誤っているのはどれか。

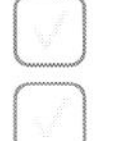

1. 病院は患者トラブルに対応する。
2. 職員は共通しているミスの原因を明らかにする。
3. ミスは個人の責任としてとらえ再教育を徹底する。
4. 他病院の事故事例を教訓として医療安全に活用する。
5. 病院は職員のインシデント事例を収集し、医療事故防止に役立たせる。

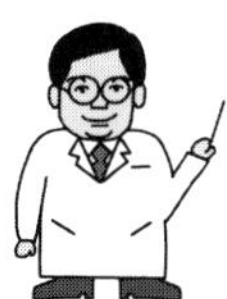

1. 病院は患者トラブルに対応する。 → ×
2. 職員は共通しているミスの原因を明らかにする。 → ×
3. ミスは個人の責任としてとらえ再教育を徹底する。 → ○
   原因は個人ではなく、システムの問題として分析する。
4. 他病院の事故事例を教訓として医療安全に活用する。 → ×
5. 病院は職員のインシデント事例を収集し、医療事故防止に役立たせる。 → ×

解答 →3

Q066 診療放射線技師の対応で適切なのはどれか。

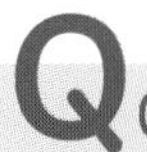

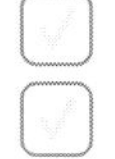

1. 医師の指示なしに造影剤を患者の静脈に注射した。
2. 医師の指示なしに追加撮影を行った。
3. 照射野を目的以外に絞らずに撮影した。
4. 始業点検装置の異常の有無を確認した。
5. 患者のポジショニングを透視下で行った。

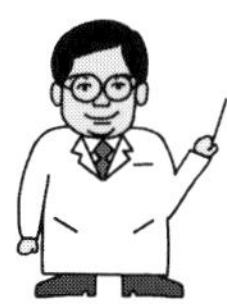

1. 医師の指示なしに造影剤を患者の静脈に注射した。 → × 不適切
2. 医師の指示なしに追加撮影を行った。 → × 不適切
3. 照射野を目的以外に絞らずに撮影した。 → × 不適切
4. 始業点検装置の異常の有無を確認した。 → ○
5. 患者のポジショニングを透視下で行った。 → × 不適切

解答 →4

Q067　診療放射線技師の業務行為で誤っているのはどれか。

1. 動脈路を確保し、造影剤を動脈に注入する行為
2. 静脈路に造影剤注入装置を接続する際に静脈路を確保する行為
3. 動脈路に造影剤注入装置を接続する行為
4. 造影剤を投与するために当該造影剤注入装置を操作する行為
5. 下部消化管検査のために肛門に挿入したカテーテルから注入した造影剤及び空気を吸引する行為

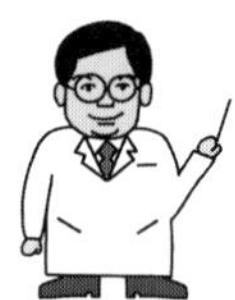

1. 動脈路を確保し、造影剤を動脈に注入する行為　→　○
2. 静脈路に造影剤注入装置を接続する際に静脈路を確保する行為　→　×
3. 動脈路に造影剤注入装置を接続する行為　→　×
4. 造影剤を投与するために当該造影剤注入装置を操作する行為　→　×
5. 下部消化管検査のために肛門に挿入したカテーテルから注入した造影剤及び空気を吸引する行為　→　×

診療放射線技法が一部改正され、新しい診療行為が追加された。
診療放射線技師は、動脈路を確保し、造影剤を動脈に注入する行為はできない。

解答　→ 1

Q068　放射線治療の誤照射事故防止対策で重要なのはどれか。

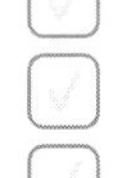

1. 患者に謝罪する。
2. 反省文を書かせる。
3. 事故の責任を追求する。
4. 担当者の配属部署を変える。
5. リスク事例は自発的に報告させる。

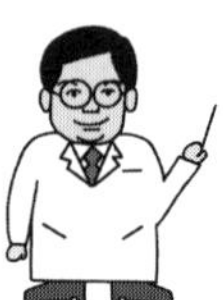

1. 患者に謝罪する。　→　×　不適切
2. 反省文を書かせる。　→　×　不適切
3. 事故の責任を追求する。　→　×　不適切
4. 担当者の配属部署を変える。　→　×　不適切
5. リスク事例は自発的に報告させる。　→　○

解答　→ 5

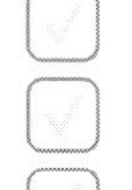

Q069 核医学検査の医療安全で誤っているのはどれか。

1. 装置の始業点検を実施する。
2. 装置の定期点検を実施する。
3. 検査マニュアルを作成し、一定の場所に保管する。
4. 放射線被曝の説明は患者・家族に対して検査前に行う 。
5. 患者・家族への検査説明は放射性医薬品投与後に行う。

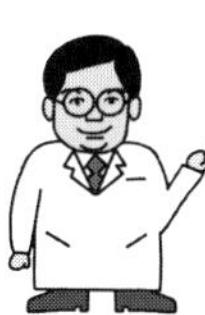

1. 装置の始業点検を実施する。 → × 適切
2. 装置の定期点検を実施する。 → × 適切
3. 検査マニュアルを作成し、一定の場所に保管する。 → × 適切
4. 放射線被曝の説明は患者・家族に対して検査前に行う。 → × 適切
5. 患者・家族への検査説明は放射性医薬品投与後に行う。 → ○ 不適切

解答 →5

Q070 病室でのX線撮影で正しいのはどれか。2つ選べ。

1. 撮影終了後に患者氏名を確認する。
2. 撮影スイッチは患者のすぐ側で押す。
3. 撮影前に患者の感染症の有無を確認する。
4. 患者以外の人で移動可能な人は退室させる。
5. 患者に挿入されているチューブは取り外して撮影する。

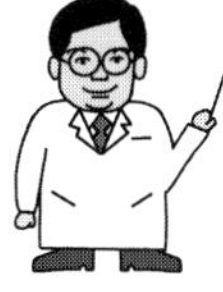

1. 撮影終了後に患者氏名を確認する。 → × 撮影終了前に患者氏名を確認する
2. 撮影スイッチは患者のすぐ側で押す。→ × 撮影スイッチは患者から離れた所で押す
3. 撮影前に患者の感染症の有無を確認する。 → ○
4. 患者以外の人で移動可能な人は退室させる。 → ○
5. 患者に挿入されているチューブは取り外して撮影する。 → × 患者に挿入されているチューブはそのままで撮影する

解答 →3、4

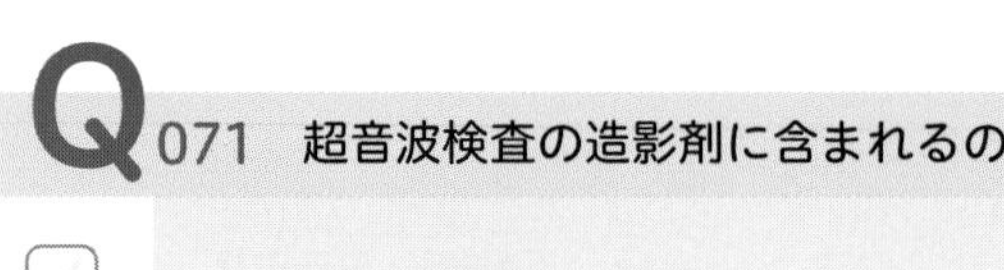

Q071 超音波検査の造影剤に含まれるのはどれか。

1. 空気
2. ヨウ素
3. トリウム
4. ガドリニウム
5. 硫酸バリウム

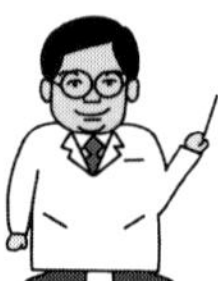

1. 空気　→　○
2. ヨウ素　→　×　X 線用造影剤
3. トリウム　→　×　X 線用造影剤であったが、現在は使用されていない。
4. ガドリニウム　→　×　MRI 用造影剤
5. 硫酸バリウム　→　×　消化管検査用造影剤

解答　→ 1

Q072 無散瞳眼底写真撮影で正しいのはどれか。

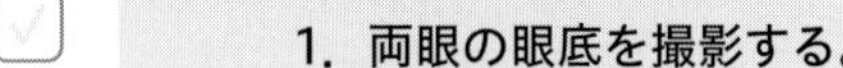

1. 両眼の眼底を撮影する。
2. 撮影は縮瞳させた状態で行う。
3. 撮影開始前に眼圧の測定を必要とする。
4. 撮影時はまばたきをするように指示する。
5. 黄斑部と視神経乳頭とを重ねて撮影する。

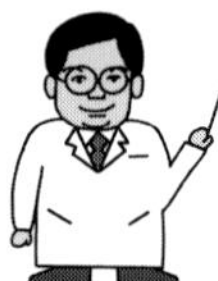

1. 両眼の眼底を撮影する。　→　○
    左右を比較する。暗くして撮影する。黄斑部と視神経乳頭は離れて撮影される。
2. 撮影は縮瞳させた状態で行う。　→　×
3. 撮影開始前に眼圧の測定を必要とする。　→　×
4. 撮影時はまばたきをするように指示する。　→　×
5. 黄斑部と視神経乳頭とを重ねて撮影する。　→　×

解答　→ 1

Q073 核医検査に従事する診療放射線技師の対応で正しいのはどれか。

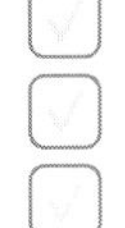

1. 始業点検で異常を認めたが、検査に支障がないとして記録および報告は行わなかった。
2. 新生児の検査の依頼があったが、必要性により被曝を重視し検査を断った。
3. ICU 入院患者への投与のため、ICU 病室内に一時的に設置された管理区域に放射性医薬品を搬入した。
4. 検査終了後に患者本人から検査結果を聞かれたため、モニタ画像で確認し、説明を行った。
5. 核医学検査後は介助する人の被曝を無視してもよい。

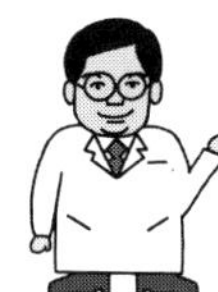

1. 始業点検で異常を認めたが、検査に支障がないとして記録および報告は行わなかった。 → ×
2. 新生児の検査の依頼があったが、必要性により被曝を重視し検査を断った。 → ×

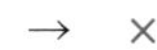

3. ICU 入院患者への投与のため、ICU 病室内に一時的に設置された管理区域に放射性医薬品を搬入した。 → ○
4. 検査終了後に患者本人から検査結果を聞かれたため、モニタ画像で確認し、説明を行った。 → ×
5. 核医学検査後は介助する人の被曝を無視してもよい。 → ×

解答 → **3**

Q074 上部消化管 X 線検査で服交感神経遮断薬が禁忌となるのはどれか。2 つ選べ。

1. 白内障
2. 狭心症
3. C 型肝炎
4. 慢性膵炎
5. 前立線肥大

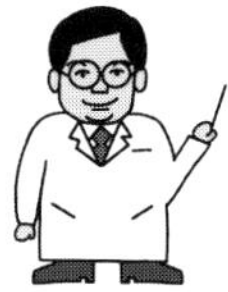

1. 白内障 → ×
2. 狭心症 → ○
3. C 型肝炎 → ×
4. 慢性膵炎 → ×
5. 前立線肥大 → ○

解答 → **2、5**

Q075 腹部超音波検査で誤っているのはどれか。

1. 座位でも検査ができる。
2. 臓器の動きが観察できる。
3. 胆嚢検査は空腹時に行う。
4. 骨盤内検査は排尿後に行う。
5. 腸管ガスは検査の妨げとなる。

1. 座位でも検査ができる。　→　×　正しい
2. 臓器の動きが観察できる。　→　×　正しい
3. 胆嚢検査は空腹時に行う。　→　×　正しい
4. 骨盤内検査は排尿後に行う。　→　○　排尿前に行う
5. 腸管ガスは検査の妨げとなる。　→　×　正しい

解答　→ 4

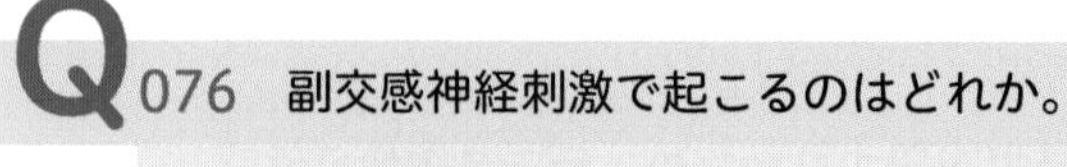

Q076 副交感神経刺激で起こるのはどれか。

1. 瞳孔散大
2. 心拍数増大
3. 気管支拡張
4. 末梢血管収縮
5. 消化管蠕動亢進

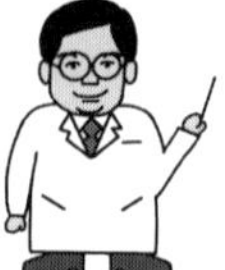

1. 瞳孔散大　→　×
2. 心拍数増大　→　×
3. 気管支拡張　→　×
4. 末梢血管収縮　→　×
5. 消化管蠕動亢進　→　○

副交感神経が働くと精神がリラックスする。拍動が遅くなり、小動脈拡張、血圧低下、瞳孔縮小、気管支収縮、立毛筋を緩める。

解答　→ 5

Q077 一次救命処置でないのはどれか。

1. 通報
2. AED 使用
3. 心肺蘇生
4. 病院搬送
5. 副腎皮質ステロイド剤の投与

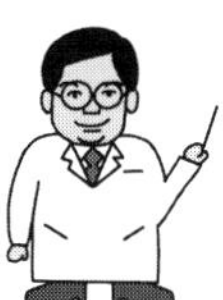

1. 通報 → × 一次救命処置
2. AED 使用 → × 一次救命処置
3. 心肺蘇生 → × 一次救命処置
4. 病院搬送 → × 一次救命処置
5. 副腎皮質ステロイド剤の投与 → ○ 二次救命処置

解答 → 5

Q078 造影 X 線 CT で造影剤を投与する際に第一となる穿刺部位はどこか。

1. 内頸静脈
2. 手背静脈
3. 肘静脈
4. 大腿動脈
5. 胃十二指腸動脈

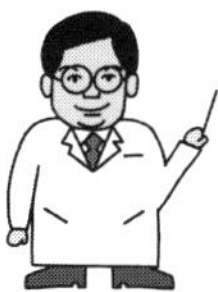

1. 内頸静脈 → ×
2. 手背静脈 → ×
3. 肘静脈 → ○
4. 大腿動脈 → ×
5. 胃十二指腸動脈 → ×

解答 → 3

Q079 胸部 X 線 CT 検査の実施で誤っているのはどれか。

1. 呼吸動作を指導する。
2. 患者の氏名を確認する。
3. 検査の依頼内容を確認する。
4. 義歯装着の有無を確認する。
5. 被写体中心と患者中心を合わせる。

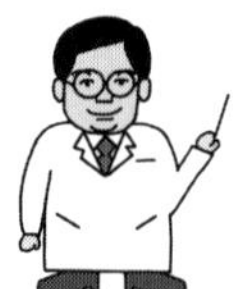

1. 呼吸動作を指導する。　→　×　正しい
2. 患者の氏名を確認する。　→　×　正しい
3. 検査の依頼内容を確認する。　→　×　正しい
4. 義歯装着の有無を確認する。　→　○　胸部 CT 撮影なので関係ない
5. 被写体中心と患者中心を合わせる。　→　×　正しい

解答　→ 3

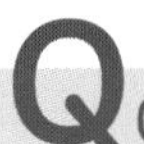

Q080　診療放射線技師法で正しいのはどれか。

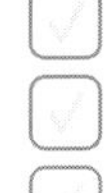

1. 医師の指示の下に、照射機器を人体内に挿入できる。
2. 医師の指示の下に超音波検査装置を使用することができる。
3. 照射後には照射を受けた者の感染症の有無を記載する必要がある。
4. 医師の指示なしで核磁気共鳴画像診断装置を用いた検査ができる。
5. 医療機関退職後においては業務上知り得た患者情報の守秘義務はない。

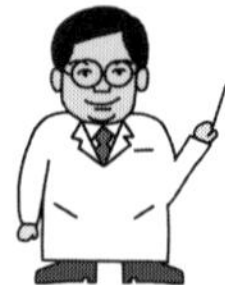

1. 医師の指示の下に、照射機器を人体内に挿入できる。
　→　×　挿入できない
2. 医師の指示の下に超音波検査装置を使用することができる。
　→　○　正しい
3. 照射後には照射を受けた者の感染症の有無を記載する必要がある。
　→　×　関係ない
4. 医師の指示なしで核磁気共鳴画像診断装置を用いた検査ができる。
　→　×　検査できない
5. 医療機関退職後においては業務上知り得た患者情報の守秘義務はない。
　→　×　守秘義務がある

解答　→ 2

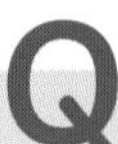

Q081　無散瞳眼底写真撮影で正しいのはどれか。

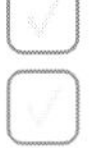

1. 眼窩部をアルコールで消毒する。
2. 画像はシャーカステンで観察する。
3. ハードコンタクトレンズは外して撮影する。
4. 眼底出血の疑いのある場合は撮影禁忌となる。
5. 撮影終了後、2 時間程度は車の運転を避けるように指示する。

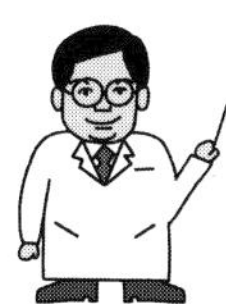

1. 眼窩部をアルコールで消毒する。 → ×
2. 画像はシャーカステンで観察する。 → ×
3. ハードコンタクトレンズは外して撮影する。 → ○ 正しい
4. 眼底出血の疑いのある場合は撮影禁忌となる。 → ×
5. 撮影終了後、2 時間程度は車の運転を避けるように指示する。 → ×

解答 → 3

Q082 核医学検査室における医療安全で正しいのはどれか。2 つ選べ。

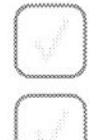

1. 患者への撮影方法の説明は放射性医薬品投与前に行う。
2. 不安にさせないため患者家族に被曝の説明をしない。
3. 放射性医薬品が床にこぼれたときには、吸水性のガーゼで覆い汚染の拡大を防ぐ。
4. 個人線量計を使用していればハンドフットクロスモニタによる計測を省略してよい。
5. 放射性医薬品によって診療放射線技師の皮膚の創傷面が汚染されたときには健康診断を受ける。

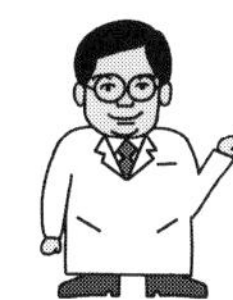

1. 患者への撮影方法の説明は放射性医薬品投与前に行う。 → ○ 正しい
2. 不安にさせないため患者家族に被曝の説明をしない。 → × 被曝の説明は必要である
3. 放射性医薬品が床にこぼれたときには、吸水性のガーゼで覆い汚染の拡大を防ぐ。 → ○ 正しい
4. 個人線量計を使用していればハンドフットクロスモニタによる計測を省略してよい。 → × 省略できない
5. 放射性医薬品によって診療放射線技師の皮膚の創傷面が汚染されたときには健康診断を受ける。 → × 皮膚の創傷面の汚染部を大量の水で洗い流す

解答 → 1、3

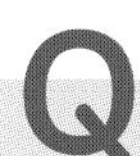

083 虚血性心疾患はどれか。2 つ選べ。

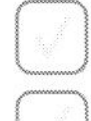

1. 心筋梗塞
2. 異型狭心症
3. 心タンポナーゼ
4. 大動脈弁狭窄症
5. 閉塞性肥大型心筋症

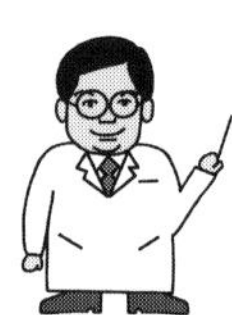

1. 心筋梗塞　→　○
2. 異型狭心症　→　○
3. 心タンポナーゼ　→　×
4. 大動脈弁狭窄症　→　×
5. 閉塞性肥大型心筋症　→　×

虚血とは、血液がない状態のことであり、虚血性心疾患には冠状動脈の狭窄と閉塞等によって起こる狭心症と心筋梗塞がある。

解答　→ 1、2

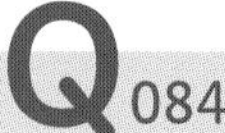

Q084　HIV の感染源はどれか。2 つ選べ。

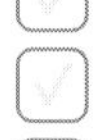

1. 汗
2. 尿
3. 血液
4. 唾液
5. 膣分泌液

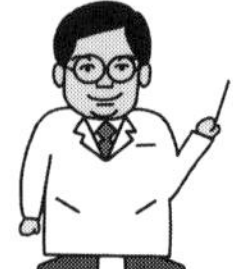

1. 汗　→　×
2. 尿　→　×
3. 血液　→　○
4. 唾液　→　×
5. 膣分泌液　→　○

HIV は免疫の CD4 陽性を持つリンパ球に強い親和性をもち、リンパ球を殺す。HIV 感染患者は免疫能が低下し、日和見感染や悪性腫瘍を生じる。

解答　→ 3、5

Q085　垂直感染を起こすのはどれか。2 つ選べ。

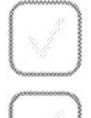
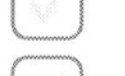

1. 結核
2. AIDS
3. A 型肝炎
4. B 型肝炎
5. 細菌性肺炎

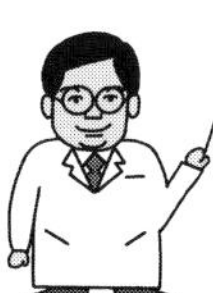

1. 結核 → ×
2. AIDS → ○
3. A 型肝炎 → ×
4. B 型肝炎 → ○
5. 細菌性肺炎 → ×

垂直感染とは、母親から子供へ胎盤を介した感染のことであり、AIDS、B 型肝炎が原因になる。

解答 →2、4

Q086 発癌にウイルスが関係するのはどれか。

1. 肺癌
2. 胃癌
3. 正門癌
4. 子宮頸癌
5. 悪性黒色腫

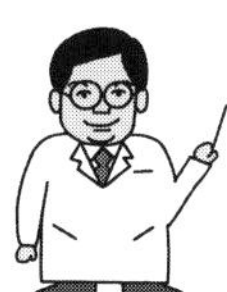

1. 肺癌 → ×
2. 胃癌 → ×
3. 正門癌 → ×
4. 子宮頸癌 → ○ ヒトパピローマウイルスが関係
5. 悪性黒色腫 → ×

解答 →4

Q087 診療放射線技師の対応で適切なのはどれか。

1. 整位を透視下で行った。
2. 医師の指示なしに造影剤を静脈に投与した。
3. 医師の指示なしに追加撮影を行った。
4. 始業点検で装置の異常の有無を確認した。
5. 通常よりも 5 倍の X 線量で撮影を行った。

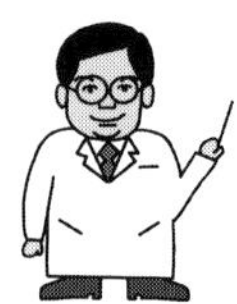

1. 整位を透視下で行った。 → × 無駄な被曝で、被曝線量が多くなる
2. 医師の指示なしに造影剤を静脈に投与した。 → × 診療放射線技師法違反
3. 医師の指示なしに追加撮影を行った。 → × 医師の指示が必要である
4. 始業点検で装置の異常の有無を確認した。 → ○ 安全点検
5. 通常よりも 5 倍の X 線量で撮影を行った。 → × 被曝線量が多い

解答 → 4

Q088 ヨード造影剤の有害事象で最も重篤なのはどれか。

1. 熱感
2. 発赤
3. 嘔気
4. 蕁麻疹
5. 呼吸困難

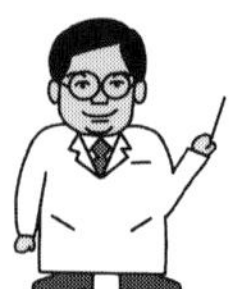

1. 熱感 → × 軽度な有害事象
2. 発赤 → × 軽度な有害事象
3. 嘔気 → × 軽度な有害事象
4. 蕁麻疹 → × 軽度な有害事象
5. 呼吸困難 → ○

解答 → 5

Q089 診療放射線技師の行為で正しいのはどれか。2 つ選べ。

1. 緊急時には医師または歯科医師の指示なしに放射線を人体に照射できる。
2. 医師の指示によって人体内に診療用放射線照射器具を挿入し照射を行う。
3. 診療放射線技師籍の登録事項に変更が生じたら 30 日以内に訂正を申請する。
4. 診療放射線技師でなくなった後も業務上知り得た人の秘密を漏らしてはならない。
5. 100 万電子ボルト未満のエネルギーを有する放射線を病院または診療以外の場所で照射する。

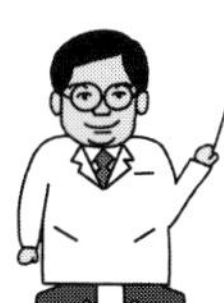

1. 緊急時には医師または歯科医師の指示なしに放射線を人体に照射できる。　→　×
2. 医師の指示によって人体内に診療用放射線照射器具を挿入し照射を行う。→　×
3. 診療放射線技師籍の登録事項に変更が生じたら 30 日以内に訂正を申請する。　→ 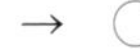
4. 診療放射線技師でなくなった後も業務上知り得た人の秘密を漏らしてはならない。　→ 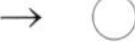
5. 100 万電子ボルト未満のエネルギーを有する放射線を病院または診療以外の場所で照射する。　→　×

解答　→ 3、4

Q090　MRI 検査室内で煙が確認された。発生原因として考えられるのはどれか。

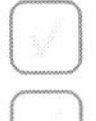

1. 検査台が加熱した。
2. 液体ヘリウムが気化した。
3. 装置の静磁場強度が上昇した。
4. 投与した造影剤が体外に放出された。
5. 検査室内の酸素濃度が上昇した。

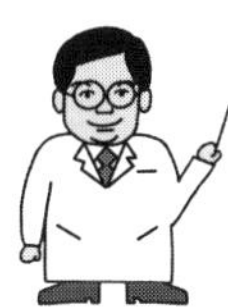

1. 検査台が加熱した。　→　×
2. 液体ヘリウムが気化した。　→　○
3. 装置の静磁場強度が上昇した。　→　×
4. 投与した造影剤が体外に放出された。　→　×
5. 検査室内の酸素濃度が上昇した。　→　×

解答　→ 2

Q091　核医学検査従事者の対応で正しいのはどれか。2 つ選べ。

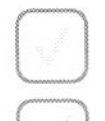

1. MRSA 患者の検査は 1 日の最後に行う。
2. 始業点検は装置に異常が疑われたときに行う。
3. 放射性医薬品を床にこぼした時はモップで拭き取る。
4. 患者への検査方法の説明は放射性医薬品の投与後に行う。
5. 放射性医薬品の注射時には注射器用の遮蔽筒を使用する。

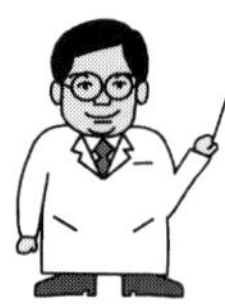

1. MRSA 患者の検査は 1 日の最後に行う。 → ○
2. 始業点検は装置に異常が疑われたときに行う。 → ×
3. 放射性医薬品を床にこぼした時はモップで拭き取る。 → ×
4. 患者への検査方法の説明は放射性医薬品の投与後に行う。 → ×
5. 放射性医薬品の注射時には注射器用の遮蔽筒を使用する。 → ○

解答 → 1、5

Q092 感染症はどれか。

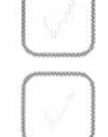

1. オウム病
2. クローン病
3. バセドウ病
4. もやもや病
5. クッシング病

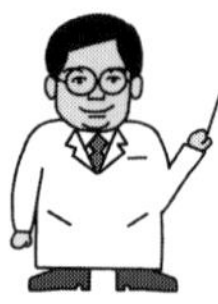

1. オウム病 → ○ クラミジアにおける感染症である
2. クローン病 → ×
3. バセドウ病 → ×
4. もやもや病 → ×
5. クッシング病 → ×

解答 → 1

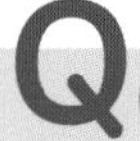

Q093 AED で正しいのはどれか。

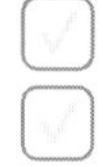

1. 腕時計や指輪を取り外す。
2. 使用後は直ちに電源を切る。
3. 心臓マッサージは不要である。
4. 除細動の要否を自動的に判定する。
5. 医師の監視下で使用する必要がある。

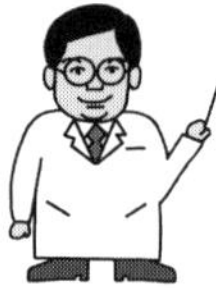

1. 腕時計や指輪を取り外す。 → × 取り外す必要はない
2. 使用後は直ちに電源を切る。 → × 直ちに電源を切る必要はない
3. 心臓マッサージは不要である。 → × 心臓マッサージは必要である
4. 除細動の要否を自動的に判定する。 → ○ 正しい
5. 医師の監視下で使用する必要がある。 → × 医師の監視下で使用する必要はない

解答 → 4

Q094 核医学検査の対応で正しいのはどれか。2 つ選べ。

1. 除染は汚染レベルの低い方から行う。
2. 検査方法の説明は放射性医薬品投与前に行う。
3. 患者を介護する家族には被曝の説明をしない。
4. 放射性医薬品の入ったバイアル内は陽圧にする。
5. SPECT の撮影開始後に撮影室に入るときは撮影を一時停止する。

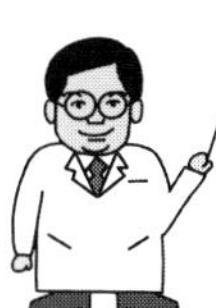

1. 除染は汚染レベルの低い方から行う。 → ○ 正しい
2. 検査方法の説明は放射性医薬品投与前に行う。 → ○ 正しい
3. 患者を介護する家族には被曝の説明をしない。 → × 被曝の説明を行う
4. 放射性医薬品の入ったバイアル内は陽圧にする。 → × 陰圧にする
5. SPECT の撮影開始後に撮影室に入るときは撮影を一時停止する。 → × 停止しない

解答 →1、2

Q095 診療放射線技師の対応として適切なのはどれか。2 つ選べ。

1. 治療台への移動の際に介助した。
2. 患者に聞かれたので病名を告げた。
3. 患者を安心させるために患者の治療経過を教えた。
4. 外部照射期間中の患者に小児を近づけないように指導した。
5. 照射すべき範囲が照射野から一部外れていることを医師に告げた。

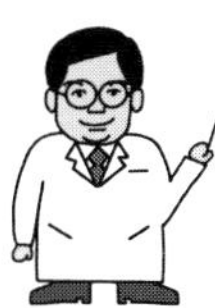

1. 治療台への移動の際に介助した。 → ○ 適切である
2. 患者に聞かれたので病名を告げた。 → × 適切でない
3. 患者を安心させるために患者の治療経過を教えた。 → × 適切でない
4. 外部照射期間中の患者に小児を近づけないように指導した。 → × 適切でない
5. 照射すべき範囲が照射野から一部外れていることを医師に告げた。 → ○ 適切である

解答 →1、5

Q096　放射線治療中の患者の誤認を防ぐ方法で最も有効な方法はどれか。

1. 顔写真で確認する。
2. 病室番号で確認する。
3. 患者の名前をフルネームで呼ぶ。
4. 患者の名前をフルネームで名乗ってもらう。
5. 患者の持っている診察券で名前を確認する。

1. 顔写真で確認する。　→　×
2. 病室番号で確認する。　→　×
3. 患者の名前をフルネームで呼ぶ。　→　×
4. 患者の名前をフルネームで名乗ってもらう。　→　○　正しい
5. 患者の持っている診察券で名前を確認する。　→　×

解答　→ 4

Q097　誤照射事故防止対策として重要なのはどれか。

1. 部署替え
2. 患者教育
3. 自発的報告
4. 上司の叱責
5. 反省文の作成

1. 部署替え　→　×
2. 患者教育　→　×
3. 自発的報告　→　○　正しい
4. 上司の叱責　→　×
5. 反省文の作成　→　×

解答　→ 3

Q098 画像検査時の診療放射線技師の対応として適切なのはどれか。

1. 乳房撮影の際に圧迫板で乳房を圧迫した。
2. X 線造影剤を投与するために静脈を穿刺した。
3. 胸部 X 線撮影の際に義歯を外すように指示した。
4. 外血管造影検査の際にインフォームド・コンセントを実施した。
5. 腰椎 X 線撮影の際に患者説明の確認を撮影終了後に行った。

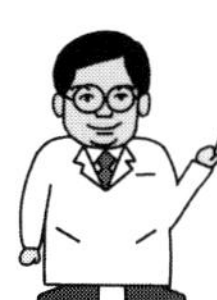

1. 乳房撮影の際に圧迫板で乳房を圧迫した。 → ◯ 正しい
2. X 線造影剤を投与するために静脈を穿刺した。 → × 医師の業務
3. 胸部 X 線撮影の際に義歯を外すように指示した。
   → × 胸部 X 線撮影なので関係ない
4. 外血管造影検査の際にインフォームド・コンセントを実施した。
   → × 医師の業務
5. 腰椎 X 線撮影の際に患者説明の確認を撮影終了後に行った。
   → × 撮影終了前に行う

解答 → 1

Q099 診療放射線技師法で正しいのはどれか。

1. 治療目的で超音波を照射できる。
2. 放射線にはマイクロ波が含まれる。
3. 放射性同位元素を人体内に挿入して照射できる。
4. 放射線を照射できるのは病院または診療所に限定される。
5. 放射線照射の具体的な指示は医師または歯科医師が行う。

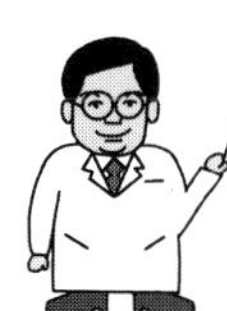

1. 治療目的で超音波を照射できる。 → × 治療目的ではできない
2. 放射線にはマイクロ波が含まれる。 → × マイクロ波は含まれない
3. 放射性同位元素を人体内に挿入して照射できる。 → × 照射できない
4. 放射線を照射できるのは病院または診療所に限定される。
   → × 100 万電子ボルト未満のエネルギーの X 線を照射できる
5. 放射線照射の具体的な指示は医師または歯科医師が行う。 → ◯ 正しい

解答 → 5

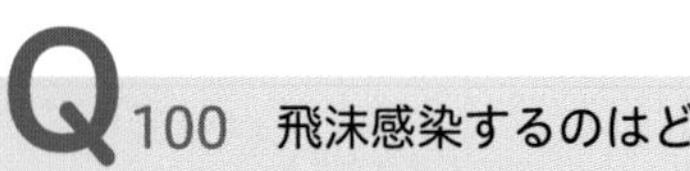

Q100　飛沫感染するのはどれか。2 つ選べ。

1. 破傷風菌
2. ノロウイルス
3. A 型肝炎ウイルス
4. インフルエンザウイルス
5. ヒトパピローマウイルス

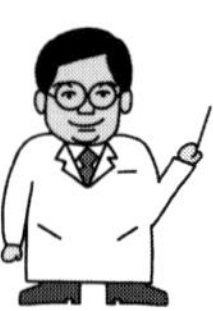

1. 破傷風菌　→　×　菌が傷口から入る
2. ノロウイルス　→　○　正しい
3. A 型肝炎ウイルス　→　×　口から入る、接触感染もある
4. インフルエンザウイルス　→　○　正しい
5. ヒトパピローマウイルス　→　×　接触感染

解答　→ 2、4

診療放射線技師国家試験出題基準に基づく 国家試験対策シリーズ6
診療放射線技師学生のための
なんで なんで？ どうして？
ー医療安全管理学ー

価格はカバーに
表示してあります

2023年　3月　13日　第一版 第1刷 発行

著　者　熊谷(くまがい)　孝三(こうぞう) ©
発行人　古屋敷　桂子
発行所　株式会社 医療科学社
〒113-0033　東京都文京区本郷3－11－9
TEL 03(3818)9821　FAX 03(3818)9371
ホームページ　http://www.iryokagaku.co.jp
郵便振替　00170-7-656570

ISBN978-4-86003-142-8　（乱丁・落丁はお取り替えいたします）